心力衰竭与相关疾病医答

主　编　张　麟　罗英饰　许海峰　施　诚　薛宪骏
副主编　刘锡燕　陈　龙　李团叶　冯　双　袁　园
编　者　王宝丽　许海峰　刘锡燕　宋　飞　陈　龙
　　　　李团叶　陆　燕　张　麟　罗英饰　施　诚
　　　　施　维　袁　园　薛宪骏

苏州大学出版社

图书在版编目(CIP)数据

心力衰竭与相关疾病医答 / 张麟等主编. —苏州：苏州大学出版社,2021.10
ISBN 978-7-5672-3675-2

Ⅰ.①心… Ⅱ.①张… Ⅲ.①心力衰竭-问题解答 Ⅳ.①R541.6-49

中国版本图书馆 CIP 数据核字(2021)第 169576 号

书　　名：心力衰竭与相关疾病医答
主　　编：张　麟　罗英饰　许海峰　施　诚　薛宪骏
责任编辑：周建兰
助理编辑：何　睿
装帧设计：吴　钰
出版发行：苏州大学出版社(Soochow University Press)
社　　址：苏州市十梓街1号　邮编：215006
印　　装：常州市武进第三印刷有限公司
网　　址：www.sudapress.com
邮　　箱：sdcbs@suda.edu.cn
邮购热线：0512-67480030
销售热线：0512-67481020
开　　本：718 mm×1 000 mm　1/16　印张：11.5　字数：195 千
版　　次：2021 年 10 月第 1 版
印　　次：2021 年 10 月第 1 次印刷
书　　号：ISBN 978-7-5672-3675-2
定　　价：39.00 元

凡购本社图书发现印装错误，请与本社联系调换。服务热线：0512-67481020

前言

心力衰竭是多种心血管相关疾病的严重和终末阶段，是全球慢性心血管疾病防治的重点和热点之一。国内外的流行病学资料均显示：成年人心力衰竭患病率为 1%~2%，并随着年龄的增长而上升，70 岁以上老年人的患病率甚至超过 10%。连续 10 多年来，从国家心血管病中心、中国医学科学院北京协和医院-中国医学科学院阜外医院发布的《中国心血管病报告》可以看出，我国心血管病患病率处于持续上升阶段的同时，心力衰竭的患病率、发病率及病死率也呈上升趋势，特别是我国目前处于人口老龄化阶段，预计未来心力衰竭的患者群体将更为庞大。心力衰竭的 5 年病死率等同于癌症，让心力衰竭患者有质量、有尊严地生活是治疗心力衰竭的终极目标。

《心力衰竭与相关疾病医答》是作者针对多年来在临床工作中发现的诸多问题进行解答并汇总而成的一本实用交流性专著。在这些问题中值得注意的是，心力衰竭患者的住院人数和门诊人数占比呈逐年上升趋势，特别是心力衰竭患者对自己出院后的定期复查以及居家自我监测和规律用药不够重视。针对上述问题，作者结合自己对患者个体化治疗的临床体会，对专著中涉及心力衰竭的 242 个问题进行了深入浅出的解答，希望能为提升心力衰竭的防控意识，特别是居家心力衰竭患者对疾病的认知度尽微薄之力。本书对基层医务人员及保健工作者有一定的参考价值。

对于心力衰竭防控领域存在的诸多问题，作者虽力求做到完满答疑，但解答中难免有不完美的地方，甚至可能有与其他专著不同的观点，敬请广大同仁各抒己见，对于本书中的不足之处，欢迎批评指正。

张　麟　罗英饰
2021 年 7 月

目录

第一章 心力衰竭介绍 / 1

1. 什么是循环系统？它是由哪些器官组成的，其功能是什么？ / 1
2. 什么是心力衰竭？其患病率是多少？ / 1
3. 什么是急性心力衰竭？ / 2
4. 什么是慢性心力衰竭？ / 2
5. 为什么应重视对不典型急性心力衰竭的识别？ / 3
6. 什么是收缩性心力衰竭？ / 4
7. 什么是舒张性心力衰竭？ / 4
8. 舒张性心力衰竭应如何诊断？ / 5
9. 什么是左心衰竭、右心衰竭及全心衰竭？ / 7
10. 心力衰竭发展阶段分期指的是什么？ / 7
11. 心力衰竭如何分型？ / 7
12. 心衰预后如何评估？ / 8
13. 什么是脑利钠肽？ / 8
14. 脑利钠肽的生物学特性有哪些？ / 9
15. 目前脑利钠肽是否可用于鉴别心源性和非心源性呼吸困难？ / 10
16. 脑利钠肽是否有益于对舒张性心力衰竭的诊断？ / 11
17. 什么是难治性心力衰竭？ / 11
18. 心力衰竭发生的危险因素是什么？ / 12
19. 哪些诱因可以加重心力衰竭病情？ / 12
20. 心力衰竭均发生于心脏疾病基础上吗？ / 12
21. 如何判断心力衰竭严重程度？ / 13
22. 心力衰竭有哪些常见的症状？ / 14
23. 心力衰竭有哪些常见的体征？ / 16

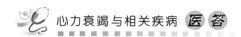

24. 心力衰竭为何夜间容易发病？／17
25. 如何区别心源性哮喘与支气管哮喘？／17
26. 心力衰竭患者到医院应做什么常规检查？／18
27. 影响心力衰竭的预后因素有哪些？／19
28. 舒张性心力衰竭有哪些检测手段？／20
29. 什么是6分钟步行试验？／21
30. 如何做6分钟步行试验？／21
31. 6分钟步行试验安全性如何？影响6分钟步行试验的因素有哪些？／22
32. 6分钟步行试验如何评估心力衰竭患者预后？／22
33. 心力衰竭时室性心律失常发生率是多少？／23
34. 心力衰竭时室性心律失常发生的原因是什么？／23
35. 人体尿酸是如何代谢的？／24
36. 高尿酸血症的危险因素有哪些？其发生率为多少？／25
37. 尿酸与心力衰竭的关系如何？／25
38. 高尿酸血症患者饮食上有哪些限制？／26
39. 心衰患者内皮功能失调的基本机制有哪些？／26
40. 血管内皮具有哪些功能？／27
41. 什么是内皮素？它有哪些功能？／27
42. 心力衰竭的过程是一个能量减少的过程吗？／28
43. 正常心肌能量代谢的特点是什么？／28
44. 心力衰竭时能量代谢有哪些改变？／29
45. 为什么中重度心力衰竭患者要限制水的摄入量？／29
46. 为什么心力衰竭患者要注意体重变化？／30
47. 为什么心力衰竭患者要注意双下肢周径变化？／30
48. 心力衰竭的主要并发症有哪些？应如何处理？／31

第二章　心力衰竭与相关疾病　／33

1. 什么是原发性心肌病？／33
2. 什么是继发性心肌病？／33
3. 什么是扩张型心肌病？／34
4. 扩张型心肌病如何分类？／35
5. 扩张型心肌病有哪些症状与体征？／35

6. 扩张型心肌病诊断标准是什么？ /36
7. 扩张型心肌病如何诊断？应与哪些疾病相鉴别？ /36
8. 什么是肥厚型心肌病？ /37
9. 肥厚型心肌病的病理学特点是什么？ /38
10. 肥厚型心肌病有哪些临床症状和体征？ /38
11. 肥厚型心肌病患者应做哪些检查？ /39
12. 肥厚型心肌病如何诊断？应与哪些疾病相鉴别？ /40
13. 什么是心尖肥厚型心肌病？ /41
14. 什么是限制型心肌病？ /42
15. 限制型心肌病主要有哪些临床症状？ /42
16. 限制型心肌病应如何诊断？如何与慢性缩窄性心包炎鉴别？ /43
17. 什么是缺血性心肌病？ /44
18. 缺血性心肌病与原发性扩张型心肌病超声如何区别？ /45
19. 什么是充血型缺血性心肌病？ /46
20. 充血型缺血性心肌病应如何诊断？与哪些心肌病鉴别？ /46
21. 什么是限制型缺血性心肌病？ /47
22. 什么是糖尿病性心肌病？ /48
23. 糖尿病性心肌病临床特点是什么？ /48
24. 糖尿病性心肌病诊断标准是什么？ /49
25. 什么是尿毒症性心肌病？其诊断标准是什么？ /49
26. 尿毒症性心肌病的临床特点是什么？ /50
27. 什么是围产期心肌病？ /50
28. 围产期心肌病有哪些临床症状与体征？ /51
29. 围产期心肌病应做哪些检查？ /51
30. 围产期心肌病应如何诊断？ /51
31. 哪些继发性心肌病是由内分泌疾病引起的？ /52
32. 哪些继发性心肌病是由代谢性疾病引起的？ /53
33. 哪些继发性心肌病是由结缔组织疾病引起的？ /54
34. 哪些继发性心肌病是由家族遗传性疾病引起的？ /55
35. 什么是营养性心肌病？ /55
36. 心肌病患者常合并哪些心律失常？ /56
37. 什么是贫血性心肌病？ /56

38. 什么是心动过速性扩张型心肌病? / 57

39. 什么是致心律失常性右室心肌病? / 58

40. 致心律失常性右室心肌病的诊断要注意什么问题? / 59

41. 什么是酒精性心肌病? / 60

42. 酒精性心肌病在什么年龄好发? / 61

43. 酒精性心肌病有哪些临床表现? 应如何诊断? / 61

44. 饮酒对心血管系统有何影响? / 62

45. 什么是肥胖性心肌病? / 63

46. 肥胖性心肌病有哪些临床症状和体征? / 64

47. 肥胖性心肌病应如何诊断与鉴别诊断? / 64

48. 如何区别慢性克山病与原发性扩张型心肌病? / 65

49. 何谓心尖球形综合征? / 65

50. 何为全身性炎症反应相关性心肌病? / 66

51. 什么是心肌致密化不全? / 67

52. 心肌致密化不全应与哪些疾病相鉴别? / 67

53. 哪类心肌病病人有猝死的危险? / 68

54. 为什么高血压左心室肥厚是心血管疾病发生的独立危险因素? / 69

55. 发生高血压左心室肥厚的危险因素有哪些? / 69

56. 高血压左心室肥厚的诊断方法有哪些? / 70

57. 常用心电图诊断左心室肥厚的方法有哪些? / 70

58. 左心室肥厚超声心动图检测的方法有哪些? / 71

59. 我国心房颤动患病率是多少? / 71

60. 心房颤动与心力衰竭的关系是什么? / 71

61. 心力衰竭发生心房颤动的原因是什么? / 73

62. 心房颤动发生心力衰竭的原因是什么? / 73

63. 心力衰竭发生贫血的原因是什么? / 73

64. 心力衰竭合并贫血的临床表现有哪些? / 75

65. 贫血对心力衰竭的影响有哪些? / 75

66. 什么是低T_3综合征? / 76

67. 甲状腺激素对心脏功能的影响有哪些? / 76

68. 心力衰竭时低T_3综合征的临床意义有哪些? / 77

69. 心力衰竭时为何发生甲状腺激素异常? / 78

70. 什么是甲状腺功能亢进性心脏病? /78
71. 甲亢心的临床表现及体征有哪些? /79
72. 甲亢心诊断中要注意的问题有哪些? /80
73. 什么是睡眠呼吸暂停综合征? /80
74. 心力衰竭合并中枢睡眠呼吸暂停综合征的临床表现有哪些? /81
75. 心力衰竭合并中枢睡眠呼吸暂停综合征患者的预后如何? /82
76. 何为老年性退行性瓣膜病? 它与风湿性瓣膜病的主要区别是什么? /83

第三章 心力衰竭与相关疾病治疗 /84

1. 扩张型心肌病应如何防治? /84
2. 肥厚型心肌病应如何防治? /86
3. 肥厚型心肌病如何预防猝死? /90
4. 充血型缺血性心肌病应如何预防和治疗? /90
5. 限制型缺血性心肌病应如何预防和治疗? /91
6. 糖尿病性心肌病应如何治疗? /92
7. 围产期心肌病应如何防治? /92
8. 致心律失常性右室心肌病的临床特点是什么? 应如何治疗? /93
9. 酒精性心肌病应如何防治? /93
10. 如何治疗肥胖性心肌病? /94
11. 炎症反应相关性心肌病临床表现及治疗原则是什么? /94
12. 什么是改善心肌能量代谢治疗? /95
13. 目前改善心肌能量代谢的药物有哪些? /95
14. 舒张性心力衰竭治疗原则是什么? /96
15. 常用利尿剂的种类有哪些? 各有什么作用? /96
16. 利尿剂在心力衰竭治疗中的地位如何? /98
17. 应注意利尿剂与哪些其他药物间的相互作用? /98
18. 长期应用利尿剂需注意的问题有哪些? /99
19. 高尿酸血症的药物治疗应注意哪些问题? /101
20. 脑利钠肽是否有益于慢性心力衰竭的治疗? /102
21. 心力衰竭合并房颤如何进行心室率控制? /102
22. 舒张性心力衰竭时利尿剂应如何使用? /103
23. 为什么血管紧张素转换酶抑制剂是治疗心力衰竭的基石? /104

24. 所有种类的血管紧张素转换酶抑制剂都有益于心力衰竭治疗吗？ / 105
25. 在心力衰竭时如何滴定血管紧张素转换酶抑制剂剂量？ / 105
26. 血管紧张素转换酶抑制剂有哪些药物不良反应？ / 107
27. 为什么要注意血管紧张素转换酶抑制剂与阿司匹林等常用药物的联合应用？ / 109
28. 为什么血管紧张素转换酶抑制剂可引起咳嗽？ / 110
29. 血管紧张素转换酶抑制剂可用于治疗哪些心肌病？ / 110
30. 血管紧张素受体拮抗剂与血管紧张素转换酶抑制剂的区别有哪些？ / 111
31. 在心力衰竭治疗中血管紧张素受体拮抗剂能否代替血管紧张素转换酶抑制剂？ / 112
32. 血管紧张素受体拮抗剂治疗心力衰竭时应注意的问题有哪些？ / 112
33. 在心力衰竭治疗中如何选择β受体阻滞剂？ / 113
34. β受体阻滞剂治疗心力衰竭的机制是什么？ / 113
35. β受体阻滞剂可否用于心力衰竭治疗？ / 114
36. 为什么初始应用β受体阻滞剂时,一定要从小剂量开始应用？ / 114
37. 为什么在应用β受体阻滞剂时,应对其剂量逐渐进行调整？ / 115
38. 为什么对心力衰竭治疗,β受体阻滞剂的应用要注意适应证及禁忌证？ / 116
39. β受体阻滞剂治疗中的注意事项有哪些？ / 116
40. 舒张性心力衰竭时β受体阻滞剂怎么用？ / 117
41. β受体阻滞剂可用于治疗哪些心肌病？ / 118
42. 血管紧张素转换酶抑制剂及β受体阻滞剂应用次序的变化是否影响心力衰竭的治疗效果？ / 118
43. 洋地黄治疗心力衰竭的适应证是什么？ / 119
44. 洋地黄治疗心力衰竭的禁忌证是什么？ / 119
45. 常用的洋地黄制剂有哪几种？ / 120
46. 洋地黄应用的方法和剂量该如何选择？ / 121
47. 如何评价洋地黄在心力衰竭治疗中的疗效？ / 121
48. 在哪些情况下应用洋地黄要慎重？ / 122
49. 长期应用洋地黄类药物的心脏病患者应注意些什么？ / 123
50. 洋地黄的药代动力学机制是什么？ / 124

51. 为什么要注意地高辛与一些药物间的相互作用？ / 125
52. 洋地黄的不良反应有哪些？ / 125
53. 洋地黄的不良反应该如何治疗？ / 126
54. 舒张性心力衰竭的治疗可否应用洋地黄制剂？ / 126
55. 哪些心肌病患者可服用洋地黄类药物？ / 127
56. 钙通道阻滞剂为什么可用于舒张性心力衰竭的治疗？ / 127
57. 钙通道阻滞剂可用于治疗哪些心肌病？ / 128
58. 醛固酮的作用是什么？ / 129
59. 醛固酮受体拮抗剂在心力衰竭治疗中的意义如何？ / 129
60. 醛固酮受体拮抗剂在心力衰竭治疗中的作用有哪些？ / 130
61. 醛固酮受体拮抗剂在心力衰竭治疗中应注意的问题有哪些？ / 130
62. 为什么要硝普钠和多巴胺联合应用来治疗顽固性心衰？ / 131
63. 硝普钠使用过程中有哪些注意事项？ / 132
64. 硝普钠使用过程中有哪些不良反应及应如何防治？ / 133
65. 硝酸酯类药物除具扩张血管作用外还具有什么作用？ / 134
66. 常用硝酸酯类药物使用方法及作用时间如何？ / 135
67. 常用硝酸酯类药物给药途径及适应证有哪些？ / 135
68. 硝酸酯类药物应用的禁忌证有哪些？ / 136
69. 为什么要正确理解硝酸酯类药物应用的禁忌证？ / 137
70. 硝酸酯类药物的副作用有哪些？ / 137
71. 为什么要重视硝酸酯类药物耐药性问题？ / 137
72. 预防硝酸酯类药物耐药的最有效方法是什么？ / 138
73. 什么是零点现象，应如何预防？ / 139
74. 静脉应用硝酸酯类药物时为什么应注意血压监测？ / 139
75. 血管扩张剂可用于治疗哪些心肌病？ / 140
76. 如何应用非洋地黄类正性肌力药物？ / 141
77. 心力衰竭伴室性心律失常时如何选择抗心律失常药物？ / 141
78. 为什么说胺碘酮是心衰伴室性心律失常治疗中最安全有效的药物？ / 142
79. 长期应用胺碘酮应注意哪些毒副作用？ / 143
80. 心力衰竭合并房颤的胺碘酮治疗原则是什么？ / 143
81. 心力衰竭合并室性心动过速的胺碘酮治疗原则是什么？ / 144
82. 他汀类药物能否用于心力衰竭的治疗？ / 145

83. 他汀类药物治疗心力衰竭时是否要补充辅酶 Q_{10}？ / 145

84. 心力衰竭患者他汀类药物调脂达标的目标值是多少？ / 145

85. 钙增敏剂左西孟旦治疗心力衰竭的作用机制是什么？ / 147

86. 曲美他嗪为何能用于心力衰竭治疗？ / 147

87. 急性心力衰竭时如何进行氧疗及通气支持？ / 148

88. 急性心力衰竭时吗啡的应用注意事项有哪些？ / 148

89. 急性心力衰竭时抗凝治疗的适应证有哪些？ / 149

90. 急性心力衰竭时应用血管扩张剂应注意的问题有哪些？ / 149

91. 急性心力衰竭时应用利尿剂应注意的问题有哪些？ / 150

92. 急性心力衰竭时洋地黄类和非洋地黄类正性肌力药物的应用注意事项有哪些？ / 151

93. 高血压左心室肥厚的治疗原则有哪些？ / 152

94. 常用降压药物逆转高血压左室肥厚的效果如何？ / 152

95. 房颤复律前后如何做抗凝治疗？ / 154

96. 华法林临床应用要注意的问题有哪些？ / 154

97. 心力衰竭伴房颤时洋地黄及 β 受体阻滞剂的临床应用注意事项有哪些？ / 155

98. 心力衰竭伴房颤时的药物治疗原则有哪些？ / 155

99. 房颤治疗应节律控制还是室率控制？ / 156

100. 心力衰竭伴心房颤动的抗凝治疗应注意的问题有哪些？ / 157

101. 哪些慢性心功能不全患者要服用华法林抗凝？ / 158

102. 红细胞生成素治疗贫血应注意的问题有哪些？ / 158

103. 应如何治疗心力衰竭合并贫血？ / 159

104. 甲亢心应如何治疗？ / 160

105. 甲亢心常用抗甲状腺药物治疗的利与弊有哪些？ / 160

106. 甲亢心常用抗甲状腺激素药物的特点有哪些？ / 160

107. 心脏再同步化治疗手段治疗慢性心力衰竭的机制是什么？ / 161

108. 慢性心力衰竭时心脏再同步化治疗的适应证、禁忌证及并发症有哪些？ / 162

109. 心力衰竭伴中枢睡眠呼吸暂停综合征患者的最有效治疗方法是什么？ / 163

110. 持续正压通气模式在心衰伴中枢睡眠呼吸暂停综合征中的治疗作用

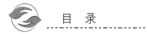

机制有哪些？有何缺点？ / 164

　　111．双水平正压通气模式治疗心衰伴中枢睡眠呼吸暂停综合征的优点有哪些？ / 164

　　112．什么是心肌血运重建术？ / 165

　　113．心脏瓣膜性疾病的药物治疗效果如何？ / 165

　　114．经皮穿刺二尖瓣球囊成形术的适应证和禁忌证有哪些？ / 166

　　115．二尖瓣关闭不全的内外科治疗有哪些？ / 167

　　116．终末期心力衰竭最根本、最有效的治疗方法是什么？ / 167

　　117．心脏病患者在家发生心力衰竭时怎么办？ / 168

　　118．心脏病心衰病人的生活起居应注意些什么？ / 169

附录 / 170

第一章 心力衰竭介绍

1. 什么是循环系统？它是由哪些器官组成的，其功能是什么？

《实用内科学》第15版中定义循环系统由心脏、血管和调节血液循环的神经体液等组成。心脏是循环系统中的动力器官，它在神经体液的调节下，终生有节律地收缩和舒张，像泵一样不停地将血液从静脉吸入，由动脉射出，使血液在心血管内不停地循环，终生不息；血管包括动脉、静脉和毛细血管，它们在全身分布构成网，与心脏共同构成体循环、肺循环。循环系统的功能是为全身组织器官运输血液，通过血液将氧、营养物质、酶和激素等供给组织并将组织代谢的废物运走，以保证人体正常新陈代谢的进行。除此以外，循环系统还具备内分泌功能。近年来，由于心钠素、内皮素等的发现，循环系统被认为不仅是血流动力学系统，而且是人体内一个重要的内分泌系统。现已证明，整个循环系统包括心脏、血管平滑肌细胞、内皮细胞甚至血管周围组织的细胞，都有内分泌功能，对心血管的活动起到调节作用。

（罗英饰　张　麟）

2. 什么是心力衰竭？其患病率是多少？

心力衰竭（简称"心衰"）随时代不同定义不同，最初心力衰竭被认为就是心功能不全，后来研究者发现二者有区别，心功能不全早期可以无症状，心衰则是有症状的心功能不全，故早期定义中更侧重于对症状的描述。随着对心衰机理研究的进展，现在心力衰竭被认为是一个由不同病因引起的心脏舒张和（或）收缩功能异常，以致在循环血量和血管舒缩功能正常时，心脏泵出的血液不能满足组织代谢的需要，或仅能在心室充盈压增高时满足代谢的需要；此时神经体液因子被激活参与代偿，形成具有血流动力功能异常和神经体液激活两方面特征的临床综合征。2012年欧洲和2013年美国的心衰指南提出根据左心室射血分数（left ventricular ejection fraction，LVEF）进行心衰分类的概念，2016

年欧洲指南将心衰分为射血分数降低的心衰（heart failure with reduced ejection fraction，HFrEF）、射血分数保留的心衰（heart failure with preserved ejection fraction，HFpEF）、射血分数中间值的心衰（heart failure with mid-range ejection fraction，HFmrEF）。根据《2018 中国心力衰竭诊断和治疗指南》的定义，心力衰竭是多种原因导致心脏结构和/或功能异常改变，使心室收缩和/或舒张功能发生障碍，从而引起的一组复杂临床综合征，主要表现为呼吸困难、疲乏和体液潴留（肺淤血、体循环淤血及外周水肿）等。根据心衰发生的时间、速度可分为急性和慢性。根据左心室射血分数分为射血分数降低的心衰（HFrEF）、射血分数保留的心衰（HFpEF）和射血分数中间值的心衰（HFmrEF）。HFrEF 定义为 LVEF≤40% 的心衰，亦称收缩性心衰（systolic heart failure，SHF），HFpEF 指 LVEF≥50% 的心衰，HFmrEF 指 LVEF 为 41%～49% 的心衰。发达国家的心衰患病率为 1.5%～2.0%，≥70 岁人群患病率≥10%；2003 年的流行病学调查显示，我国 35～74 岁成人心衰患病率为 0.9%。我国人口老龄化进程加快，冠心病、高血压、糖尿病、肥胖等慢性病的发病呈增多趋势，医疗水平的提高使心脏疾病患者生存期延长，导致我国心衰患病率呈持续升高趋势。

（罗英饰　张　麟）

3. 什么是急性心力衰竭？

急性心力衰竭主要是指新发生的急性心衰或慢性心衰失代偿。其表现为肺水肿和/或周围水肿，伴或不伴外周低血压等以肺和/或周围循环淤血的症状，如呼吸困难、喘憋、端坐呼吸等。体检示颈静脉充盈、肺部啰音、室性奔马律、房性奔马律等。

急性心力衰竭是一种临床综合征，表现为心排血量降低、组织低灌注、肺毛细血管楔压增高和组织充血。其发生机制可能是心源性或非心源性，可以是短暂的和可逆性的，也可能造成永久损害导致慢性心力衰竭。其中心功能不全可能是收缩性或舒张性功能不全，一些非心脏病理损害也可以通过改变心脏负荷造成急性心力衰竭。

（施　维　罗英饰）

4. 什么是慢性心力衰竭？

慢性心力衰竭是一种常见疾病，是各种原因导致心脏结构和/或功能异常引起的心室射血或充盈能力受损。冠心病、高血压、心肌病、瓣膜病等都可出现心衰的症状。患者表现为乏力和/或呼吸困难，活动能力受限，同时液体潴留在肺脏、肢端和其他器官，使机体功能受损。心力衰竭容易夜间发生的原因如下：

（1）卧床后水肿液的吸收和回心血量增加，左室不能承受回流增多的血量而使左室舒张末压升高，加重肺淤血。

（2）入睡时迷走神经兴奋性增高，使小支气管收缩，影响肺泡通气。

（3）卧位时膈上抬，肺活量减少。

（4）熟睡时呼吸中枢敏感性降低，对肺淤血的刺激感受迟钝，仅在重度肺淤血时才突感"憋气"而醒来。

根据美国纽约心脏病协会（New York Heart Association，NYHA）的心功能分级方法，安静状态下感呼吸困难为Ⅳ级，轻微体力活动即出现症状为Ⅲ级，日常活动时可出现症状为Ⅱ级，日常活动不出现症状为Ⅰ级。

（施　维　罗英饰）

5. 为什么应重视对不典型急性心力衰竭的识别？

急性心力衰竭典型的临床表现为急性肺水肿，可表现为呼吸困难、端坐呼吸、恐惧、濒死感、口唇发绀、大汗淋漓、心率快，可有第三心音和/或第四心音奔马律，双肺干湿性啰音，咳白色泡沫痰，严重者可咳粉红色泡沫痰，血压下降，甚至发生休克。典型急性心力衰竭诊断十分容易，但不典型的急性心力衰竭，尤其是老年人，由于缺乏典型的临床症状及体征，极易被误诊为其他疾患。依据我们统计，约1/3的急性心力衰竭患者（主要为老年人）仅表现为气短、乏力、胸憋闷、肢体水肿等。这些症状缺乏特异性，许多疾病也可以表现为这些症状，如慢性阻塞性肺气肿、肺部感染、贫血等。加之这些心衰患者多为老年人，多合并有其他疾病，如高血压、冠心病、糖尿病、肺部感染、贫血等，往往易被误诊为所伴随或合并的疾病，这种误诊在临床上是常见的。我们体会到全面细致询问病史，仔细观察患者病情变化及仔细听诊是十分必要的。由于冠心病、高血压是高龄人群发生急性心力衰竭的主要病因，对这些人如果观察到活动后心悸、气短，叩诊心界扩大，肺底部有湿性啰音，并可听到第三心音或第四心音，则应高度怀疑急性心力衰竭，应立即做胸部X线检查及超声心动图检查。胸部X线检查常用于急性心力衰竭的鉴别诊断，是排除肺部炎症或感染性疾病十分重要的方法。胸部 X 线检查对左心衰竭的诊断也有帮助，左心衰竭会出现肺静脉充血，最初在上肺野示间质性水肿（肺上叶肺血再分布），随着肺静脉压力进一步增加（常 > 20 mmHg），可出现水平裂积液及肋膈角的 Kerley B 线，肺门血管模糊；当肺静脉压力 > 25 mmHg 时，示蝶形肺门影像或"大白肺"，可出现典型肺水肿征象。由于急性心力衰竭多数来源于慢性心衰失代偿，部分患者可有胸腔积液，多为双侧；如为单侧，以右侧较常见。超声心动图是评价左心室功能最有用的非创伤性检查，可提供心脏结构及功能的客观评价，为急性心力衰竭的诊断提供依据。但是由于这些检查耗时长，且价格高，易延误诊断及治疗时机，因此临床上十分需要一种有助于急性心力衰竭早期诊断及预后判断的快捷方法。研究发现，在心衰早期，脑利钠肽（brain natriuretic peptide，BNP）及 N 端脑利钠肽前体（N-terminal proBNP，NT-proBNP）浓度测定对急性心力衰竭及不典型急性心力衰竭的诊断有较大帮助，并有助于将心衰引起的呼吸困难与其他非心源性原因引起的呼吸困难进行鉴别。由于 NT-proBNP 较 BNP 血浆浓度高，半衰期长，稳定性好，因此更适合临床检测急性心力衰竭。

（施　维　罗英饰）

6. 什么是收缩性心力衰竭？

收缩性心力衰竭是一个复杂的，以循环充血、左室收缩功能受损和进行性神经内分泌系统激活为表现的临床综合征。临床表现为活动后气短、乏力、纳差、端坐呼吸、咳嗽等。典型体征为肺部啰音、颈静脉充盈、肝肿大、二尖瓣反流杂音和第三心音奔马律。左室射血分数可以较精确地定量测定，临床描述为射血分数降低的心衰（heart failure with reduced ejection fraction，HFrEF）。

（罗英饰　李团叶）

7. 什么是舒张性心力衰竭？

舒张性心力衰竭指的是在左心室收缩功能正常的情况下，由于一些引起左心室心肌能量利用障碍的疾病，如高血压、冠心病、心肌病、糖尿病等，心脏主动松弛功能受损，被动充盈或扩张能力下降，从而使心室松弛性和顺应性减低，左心室充盈减少和充盈压升高而导致的肺循环或体循环淤血的一组临床综合征。其代表收缩功能的射血分数正常（LVEF≥50%），临床描述为射血分数保留的心衰（heart failure with preserved ejection fraction，HFpEF）。舒张性心力衰竭病例占全部心力衰竭病例的30%~50%，并且年龄越大，舒张性心力衰竭发病率越高。舒张性心力衰竭多见于高龄女性，常见于原发性高血压、冠心病、肥厚型心肌病、糖尿病等疾患。舒张性心力衰竭年死亡率为8%~17%，为收缩性心力衰竭年死亡率的一半。70岁以上者舒张性心力衰竭和收缩性心力衰竭死亡率几乎相等。必须指出的是，以下疾病发生心衰不属于单纯性舒张性心力衰竭范畴：单纯二尖瓣狭窄、缩窄性心包炎、心脏压塞、慢性肺源性心脏病、原发性肺动脉高压、心房黏液瘤、贫血、甲亢、动静脉瘘等。

（罗英饰　李团叶）

8. 舒张性心力衰竭应如何诊断？

根据《2018中国心力衰竭诊断和治疗指南》，舒张性心力衰竭属于HFpEF。当患者有心力衰竭症状和/或体征，LVEF≥50%，BNP升高（BNP > 35 pg/mL和/或 NT-proBNP > 125 pg/mL），同时存在以下一条附加标准时：①相关的结构性心脏病（左室肥厚和/或左房扩大）；②舒张功能障碍时E/e′≥13或平均e′（室间隔和游离壁）< 9 cm/s，可诊断为舒张性心力衰竭。2019年欧洲心脏病学会（European Society of Cardiology，ESC）提出了舒张性心力衰竭诊断的4步流程（图1-1）。第一步初始评估：是否有心衰相关症状或体征，实验室检查是否提示异常，是否存在相关危险因素。在没有明显的非心脏性呼吸困难原因情况下，如果左心室射血分数正常，没有明显的心脏瓣膜病或心肌缺血，并至少有一个典型的危险因素，就可以怀疑舒张性心力衰竭。BNP水平升高支持诊断，但水平正常不能排除舒张性心力衰竭，特别是肥胖的患者。BNP水平升高还需考虑患者为窦性心律还是房颤。没有心衰的患者利钠肽水平也可能升高，肥胖、性别、年龄和肾功能均可影响BNP水平。第二步基于心超及BNP的HFA-PEFF评分（表1-1）：≥5分，明确为舒张性心力衰竭；2~4分，不确定，有待进一步评估；≤1分，不太可能为舒张性心力衰竭。第三步功能测试：包括运动负荷超声心动图和静息/运动时的侵入性血流动力学监测。第四步病因诊断：确定舒张性心力衰竭的病因至关重要，可通过心肌活检等方式进行确定。

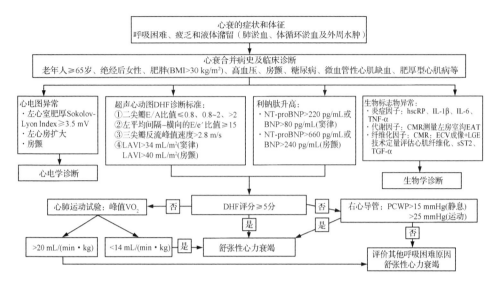

图1-1 舒张性心力衰竭（DHF）的诊断路径

注：

LAVI：左心房容积指数；CMR：心脏磁共振；EAT：心外膜脂肪组织；ECV：细胞外体积分数；LGE：心肌延迟强化；NT-proBNP：N端脑利钠肽前体；BNP：脑利钠肽；hsCRP：超敏C反应蛋白；IL-1β：白细胞介素1β；TNF-α：肿瘤坏死因子α；sST2：可溶性生长刺激表达基因2蛋白；TGF-β：转化生长因子β；PCWP：肺毛细血管楔压。

表1-1 超声心动图和脑利钠肽诊断舒张性心衰（DHF）的检查和评分系统

	功能指标	形态指标	生物学标志物
主要标准	1. 间隔测e′<7 cm/s或侧壁测e′<10 cm/s； 2. 平均室间隔-侧壁E/e′比值≥15； 3. 三尖瓣反流峰值速度（TRPV）>2.8 m/s	左心房容积指数（LAVI）>34 mL/m²（窦律）； LAVI > 40 mL/m²（房颤）	NT-proBNP>220 pg/mL或BNP>80 pg/mL（窦律）； NT-proBNP>660 pg/mL或BNP>240 pg/mL（房颤）
次要标准	平均室间隔-侧壁E/e′比值9~14	LAVI 29~34 mL/m²（窦律）； LAVI 34~40 mL/m²（房颤）	NT-proBNP 125~220 pg/mL或BNP 35~80 pg/mL（窦律）； NT-proBNP 375~660 pg/mL或BNP 105~240 pg/mL（房颤）

注：DHF评分系统包含功能、形态和生物学标志物3个项目；在每个项目中，1个主要标准得2分，每个项目最多2分；1个次要标准得1分；评分≥5分诊断为DHF；2~4分诊断为左室舒张功能异常。NT-proBNP：N端脑利钠肽前体；BNP：脑利钠肽。

（罗英饰 李团叶）

9. 什么是左心衰竭、右心衰竭及全心衰竭？

左心衰竭是指由于左心室病变或负荷增加引起的心力衰竭，通常是由于心室重塑导致的左心室进行性扩张和收缩功能进行性降低所致，临床上以动脉系统供血不足和肺淤血甚至肺水肿为主要表现。心功能代偿时，症状较轻；失代偿时症状加重，通常起病急骤，在慢性心力衰竭基础上突发急性左心衰竭肺水肿。右心衰竭是独立于左心衰竭以外，以静脉压升高和心排血量下降为主的一个临床综合征。它常伴有右心室扩张和右室收缩功能下降。尽管引起右心衰竭的常见原因还是慢性左心衰竭，但先天性心脏病、右室梗死、肺血管和肺实质性病变、致心律失常性右室心肌病都是引起右心衰竭的病因。临床表现为昏睡、无力、体重增加、腹水。体检发现水肿、颈静脉怒张、肝肿大、肺动脉瓣区第二心音增强等。全心衰竭是指左、右心力衰竭同时存在的心力衰竭，传统被称为充血性心力衰竭。全心衰竭几乎都是由左心衰竭缓慢发展而来，即先有左心衰竭，然后出现右心衰竭；也不排除极少数情况下是由于左、右心室病变同时或先后导致左、右心力衰竭并存的可能。其病理生理和血流动力学特点为左、右心室心排出量均降低，体、肺循环均淤血或水肿伴神经内分泌系统激活。临床上先出现左心衰竭的症状，随后逐渐出现右心衰竭的症状；由于右心衰竭时，右心排出量下降能减轻肺淤血或肺水肿，故左心衰竭症状可随右心衰竭症状的出现而减轻。

（施 维 罗英饰）

10. 心力衰竭发展阶段分期指的是什么？

心力衰竭发展阶段的分期：A期为有心力衰竭危险因素，但没有心脏结构性病变；B期为有心脏结构性病变，但没有心力衰竭症状；C期为有心力衰竭症状和/或体征，并有心脏结构性病变；D期为有进行性结构性心脏病，虽经积极的内科治疗，但休息时仍有症状，且须特殊干预。

（施 维 罗英饰）

11. 心力衰竭如何分型？

按照不同的标准，心力衰竭可有以下几种分型：

1. 按照心衰发生的部位可分为左心衰、右心衰和全心衰

左心衰指左心室代偿功能不全而发生的心力衰竭，临床上较为常见，以肺循环淤血为特征。单纯的右心衰竭主要见于肺源性心脏病及某些先天性心脏病，以体循环淤血为主要表现。左心衰竭后肺动脉压力增高，使右心负荷加重，长时间后，右心衰竭也继之出现，即为全心衰。

2. 按照心衰发展的速度可分为急性和慢性心衰

急性心衰系因急性的严重心肌损害或突然加重的负荷，使功能正常或处于代偿期的心脏在短时间内发生衰竭或使慢性心衰急剧恶化。临床上以急性左心衰常见，表现为急性肺水肿或心源性休克。慢性心衰有一个缓慢的发展过程，一般均有代偿性心脏扩大或肥厚及其他代偿机制参与。

3. 按照功能可分为收缩性和舒张性心衰

心脏的主要功能为收缩射血。收缩功能障碍，心排血量下降并有阻性充血的表现即为收缩性心力衰竭，也是临床上常见的心衰。心脏正常的舒张功能是为了保证收缩期的有效泵血。当心脏的收缩功能不全时常同时存在舒张功能障碍。单纯的舒张性（舒张期）心衰可见于高血压、冠心病的某一阶段，此时收缩期射血功能尚未明显降低，舒张功能障碍致左室充盈压增高导致阻性充血。但其程度往往不重，患者心衰症状也不太明显。严重的舒张期心衰见于原发性限制型心肌病、原发性梗阻性肥厚型心肌病等。

（施　维　罗英饰）

12. 心衰预后如何评估？

下列因素与心衰患者的不良预后相关：LVEF下降、BNP持续升高、NYHA心功能分级恶化、低钠血症、运动峰值耗氧量减少、血细胞比容降低、QRS波增宽、慢性低血压、静息心动过速、肾功能不全、不能耐受常规治疗、难治性容量超负荷等。

（施　维　罗英饰）

13. 什么是脑利钠肽？

脑利钠肽（BNP）是一种神经激素，在心脏容量扩张和压力负荷过重时由心室分泌。BNP 基因位于一号染色体短臂末端。人类 BNP 由 32 个氨基酸组成，分子量为 3 464。当心脏容量负荷增加致心室壁张力及心室压力增加时，心肌细胞通过 mRNA 转录合成由 108 个氨基酸组成的 BNP 前体（proBNP）；当心室壁张力及压力进一步增加时，心肌细胞内的 proBNP 被释放出来，并裂解为无活性的由 76 个氨基酸组成的氨基末端 proBNP（NT-proBNP）及有内分泌活性的由 32 个氨基酸组成的 BNP。BNP 的半衰期约为 20 分钟，而 NT-proBNP 约为 120 分钟；BNP 在室温环境下可稳定 4 小时，而 NT-proBNP 在室温下可稳定 72 小时，因此 NT-proBNP 较 BNP 稳定并较 BNP 检测左室功能不全更敏感。NT-proBNP 缺乏主动清除机制，主要通过肾脏、肌肉、肝脏等高流量器官排泄，而 BNP 主要由肺及肾脏降解。BNP 清除有两个途径：①通过利钠肽受体 C 介导，经细胞内吞噬作用，由细胞内溶酶体降解。②经肺脏、肾脏和血管壁上广泛表达的中性内肽酶和蛋白水解酶来裂解 BNP 环结构，从而降解 BNP。研究表明，BNP 属利钠肽家族的一个成员，除 BNP 外还有 A 型利钠肽（ANP）、C 型利钠肽（CNP）、肾利钠肽（RNP）及树眼镜蛇利钠肽（DNP），尽管这些利钠肽来源不同，氨基端和羟基端结构各不相同，各有不同的生化生理特征，但结构上都有一个 17 氨基酸的二硫化物环。BNP 的生理功能包括扩张血管、排水、排钠、抑制肾素-血管紧张素-醛固酮系统及交感神经系统，主要通过利钠肽受体介导。目前认为 NT-proBNP 无生理活性。BNP 为近年来临床研究热点，是心血管系统疾病，尤其是心力衰竭中重要的血浆标志物。

（陈　龙　罗英饰）

14. 脑利钠肽的生物学特性有哪些？

BNP 的主要生物学特性为拮抗肾素-血管紧张素-醛固酮系统（renin-angiotensin-aldosterone system，RAAS）、内皮素、细胞活素及血管升压素的作用。在肾脏，BNP 直接作用于肾小球和髓质内的集合管，从而抑制肾素和醛固酮的分泌，增加肾小球滤过率和抑制肾髓质集合管钠重吸收而具有利钠、利尿作用。BNP 由于拮抗 RAAS，可直接松弛血管平滑肌和拮抗血管紧张素 Ⅱ 的作用，从而扩张血管。BNP 还可抑制肾上腺皮质激素的释放及交感神经系统活性，参与调节血压、血容量及盐平衡；抑制血管平滑肌细胞增生而影响血管重构；BNP 可扩张肾小球入球小动脉，收缩出球小动脉，增加肾小球毛细血管阻力，增加肾小球滤过率，直接参与肾小管钠和水的转运过程，从而起到利钠利水作用；由于 BNP 可直接刺激中枢神经系统的迷走传入神经，抑制交感传出途径，从而使外周血管末梢儿茶酚胺分泌减少，因而使前负荷降低，但无反射性心率增快，这点有别于其他激素。研究还表明，BNP 还可抑制心肌纤维化，具有扩张心外膜及冠状动脉，防止其痉挛的作用。BNP 可扩张正常人和轻度肺动脉高压患者的肺血管及参与细胞生长的调节。从上述 BNP 的生物特性不难看出，BNP 对于心力衰竭的诊断、判断其预后及指导其治疗起到了重要作用。

（陈　龙　罗英饰）

15. 目前脑利钠肽是否可用于鉴别心源性和非心源性呼吸困难？

急性呼吸困难是各医院急诊科及临床科室常遇到的病症之一。患者发病时大汗、发绀、心率快、双肺干湿性啰音，如不结合病史分析，临床较难判断这种呼吸困难是心源性还是非心源性引起的。以往临床难以判断时只能通过试验治疗并密切观察的方法加以鉴别，这易延误治疗，导致病情发展。如果能在床边快捷测定 BNP，尤其是 NT-proBNP，因 NT-proBNP 半衰期长，在急性左心功能不全时 NT-proBNP 上升比例和绝对值均高于 BNP，将有助于鉴别心源性和非心源性呼吸困难。Maisel 等人对来自 7 个中心的 1 586 例平均年龄 65 岁，因急性呼吸困难就诊于急诊科的患者进行床边快捷测定 BNP 浓度。结果显示非心源性呼吸困难者为 770 例，平均 BNP 水平为 110 ± 225 pg/mL，心源性呼吸困难为 744 例，平均 BNP 水平为 675 ± 450 pg/mL，二者比较有显著差异（$P < 0.001$）。BNP 界值为 100 pg/mL 时，诊断心力衰竭敏感度为 90%，特异度为 76%。Morrison 等人也对 321 名呼吸困难患者通过快捷检测 BNP 水平来鉴别心源性及非心源性呼吸困难，发现急性心功能不全者平均 BNP 水平 758.5 ± 798 pg/mL，肺癌、肺栓塞及肺心病等患者 BNP 水平在 100～400 pg/mL 之间。后来的一些研究也支持上述研究，因此专家们认为对于以呼吸困难为主要表现者，血浆 BNP < 35 pg/mL，NT-proBNP < 125 pg/mL，可排除慢性心力衰竭；血浆 BNP < 100 pg/mL、NT-proBNP < 300 pg/mL，可排除急性心力衰竭。诊断急性心力衰竭根据年龄及肾功能进行分层，设定诊断截断值：50 岁以下 NT-proBNP > 450 pg/mL，50 岁以上 NT-proBNP > 900 pg/mL，75 岁以上 NT-proBNP > 1 800 pg/mL；存在肾功能不全［表皮生长因子受体

EGFR < 60 mL/（min·1.73m^2）]时，NT-proBNP > 1 200 pg/mL；BNP > 500 pg/mL诊断急性心力衰竭，阳性预测值90%。另外，专家们认为BNP浓度测定在鉴别心源性呼吸困难与肺源性呼吸困难时准确率明显高于心室核素造影及ANP检测。

（陈　龙　罗英饰）

16. 脑利钠肽是否有益于对舒张性心力衰竭的诊断？

心力衰竭患者中30%~40%的患者为舒张功能不全性心衰，在老年女性中舒张功能不全性心衰的比例可高达50%。单纯舒张功能不全性心衰与收缩功能不全性心衰的发病机制和治疗方法不同，因此对于两者的鉴别和评估是十分重要的。但临床上仅凭病史、体格检查、胸片及心电图等临床资料较难将二者鉴别开来。尽管超声心动图检查是目前临床上区分舒张功能不全性心衰与收缩功能不全性心衰常用的方法，但仍存在一些问题。至今国际上仍无舒张功能不全性心衰诊断的统一标准，也缺乏一个准确、高效诊断舒张功能不全性心衰的方法。

研究表明，BNP可用于舒张功能不全性心衰的诊断。有人对294例患者进行心脏彩色多普勒和血浆BNP水平检测，发现舒张功能不全性心衰组（119例）BNP水平（286±31 pg/mL）明显高于对照组（175例）（33±3 pg/mL），并且随着舒张功能不全性心衰程度加重，BNP值亦越高。并认为在收缩功能正常的心力衰竭患者，如测定BNP浓度升高可诊断为舒张功能不全性心衰。Maisel等人的研究也证实了BNP浓度测定有助于对舒张功能不全性心衰的诊断，并指出在收缩功能不全性心衰和舒张功能不全性心衰BNP浓度均升高，但在收缩功能不全性心衰中BNP浓度升高幅度明显高于舒张功能不全性心衰。

（陈　龙　罗英饰）

17. 什么是难治性心力衰竭？

难治性心力衰竭（refractory heart failure，RHF）指心功能Ⅲ级或Ⅳ级的慢性充血性心力衰竭患者，在消除合并症和诱因后，尽管应用合理的药物治疗，患者仍在休息或轻微活动中出现症状恶化。根据美国2017年ACC/AHA心力衰竭指南，心衰分期属于D期。这类患者大多LVEF < 25%，顽固性心衰

多表现为顽固性右心衰竭,往往接受了多种静脉和口服药物治疗仍不能控制病情,反而出现症状反复加重,合并症增多,住院时间不断延长,甚至发展到多脏器功能衰竭,治疗用药产生矛盾,最终病情不可逆转地加重,直至死亡。由于 RHF 患者病情复杂而危重,生活质量极差,对其处理不仅涉及基础治疗、强化治疗,而且往往需要特殊干预治疗。故全面了解患者特点,抓住关键,进行个体化分析治疗是重要的。

（施　维　罗英饰）

18. 心力衰竭发生的危险因素是什么?

在心脏结构异常出现之前,通常可发现许多增加器质性心脏疾病危险的情况或行为方式,如高血压、糖尿病、代谢综合征、动脉粥样硬化疾病、睡眠呼吸暂停、吸烟、酗酒、癌症患者纵隔的放射治疗,以及化疗药物如蒽环类药物、免疫抑制剂的使用等。此外,曾作为一种常用减肥药成分的麻黄素,也可能促使心衰的发生。针对上述危险因素进行早期干预可以降低心衰发生的危险,因此对于存在心衰危险因素的患者,推荐早期干预。

（施　维　罗英饰）

19. 哪些诱因可以加重心力衰竭病情?

① 没有遵从医嘱,包括规范化的治疗、限盐和控制液体的摄入等;② 近期并存用药,如抗心律失常药（非胺碘酮）、β 受体阻滞剂增量过快、非甾体抗炎药、负性钙离子拮抗剂、抗癌药物如阿霉素等;③ 并存的疾病没有得到及时、合理的治疗,如高血压、肾功能障碍（过多应用利尿剂、心功能本身所致或肾脏病）、肺栓塞、甲状腺功能异常（胺碘酮相关的）、贫血、心律失常、感染、二/三尖瓣返流加重等,尤其是感染;④ 心肌缺血加重（包括心肌梗死）。以上诱因均可诱发心衰加重。

（施　维　罗英饰）

20. 心力衰竭均发生于心脏疾病基础上吗?

心力衰竭是各种心脏疾病导致心功能不全的一种综合征,常是各种病因所致心脏病的终末阶段。心衰的常见病因如下：

1. 原发性心肌损害

（1）节段性或弥漫性心肌损害

节段性心肌损害如心肌梗死、心肌缺血；弥漫性心肌损害如心肌炎、扩张型心肌病、肥厚型心肌病、限制型心肌病以及结缔组织疾病的心肌损害等。

（2）心肌原发或继发性代谢障碍

如维生素 B_1 缺乏、糖尿病性心肌病、心肌淀粉样变性等。

2. 心室负荷过重

（1）压力负荷过重

压力负荷过重见于高血压、主动脉瓣狭窄，以及肺动脉高压、肺动脉瓣狭窄等左右心室收缩期射血阻抗增高的情况。

（2）容量负荷过重

容量负荷过重主要有以下三种情况：① 瓣膜返流性疾病，如二尖瓣关闭不全、主动脉瓣关闭不全、三尖瓣关闭不全等；② 心内外分流性疾病，如房间隔缺损、室间隔缺损、动脉导管未闭等；③ 全身性血容量增多的情况，如甲状腺功能亢进、慢性贫血、动静脉瘘、脚气病等常有双室容量负荷过重。

（施　维　罗英饰）

21. 如何判断心力衰竭严重程度？

临床上心力衰竭程度的判定：依据引起症状的劳力强度，NYHA 提出了心脏病患者的心脏功能分级。尽管把主观症状数量化有明显的局限性，但这一分级方法在比较不同组患者以及同一患者不同时期情况时仍然有用，分为四级。Ⅰ级：体力活动不受限制，日常活动不引起过度的乏力、呼吸困难、心悸；Ⅱ级：体力活动轻度受限，休息时无症状，日常活动不引起过度的乏力、呼吸困难、心悸或心绞痛；Ⅲ级：体力活动明显受限，休息时无症状，轻于日常活动即可引起上述症状；Ⅳ级：不能从事任何体力劳动，休息时亦有充血性心力衰竭症状，任何体力活动后加重。ACC/AHA《成人慢性心力衰竭诊断和治疗指南》从 2001 年版开始采用此心衰分级方法，2017 年心力衰竭管理指南修订版沿用此方法。2017 年 ACC/AHA 心衰管理指南还采用了新的心衰分级方法，根据不同阶段分层阐述治疗措施，更易具体实施。该分级方法根据心衰的发生、发展进程将心衰分为 A、B、C、D 四个阶段：A 期为有发生心力衰竭的危险因素，但尚无心脏结构或功能异常；B 期为有器质性心脏病，但无心衰症状；C 期为有器质性心脏病且目前或以往有心衰症状；D 期为顽固性心衰，终末期患者，需要如机械辅助循环、持续静脉滴注正性肌力药物、心脏移植或临终关怀等特殊治疗。

（施　维　罗英饰）

22. 心力衰竭有哪些常见的症状？

心力衰竭的临床表现与哪侧心室或心房受累有密切关系。

1. 左心衰竭是由于左心房和/或左心室衰竭引起肺淤血、肺水肿

（1）呼吸困难是左心衰竭的最早和最常见的症状，主要由于急性或慢性肺淤血和肺活量减低所引起。① 劳力性呼吸困难：正常人和心力衰竭患者劳力性呼吸困难之间的主要差别是引起症状的活动强度不同；② 随病情的进展，轻度体力活动即感呼吸困难，严重者休息时也感呼吸困难，以致被迫采取半卧位或坐位，称为端坐呼吸。因坐位可使血液受重力影响，多积聚在低垂部位如下肢与腹部，回心血量较平卧时减少，肺淤血减轻；同时坐位时横膈下降，肺活量增加，使呼吸困难减轻。③ 阵发性夜间呼吸困难：是左心衰竭的一种表现，患者常在熟睡中憋醒，有焦虑、窒息感，被迫坐起，咳嗽频繁，出现严重的呼吸困难。支气管黏膜充血和间质性肺水肿压迫小支气管可以引起支气管痉挛，增加通气困难和呼吸做功，为常见的加重因素。重者发作时可出现发绀、冷汗，肺部可听到哮鸣音，称心源性哮喘。严重时可发展成肺水肿，咯大量泡沫状血痰，两肺满布湿啰音，血压可下降，甚至休克。（2）体力下降为每个心力衰竭患者几乎都有的症状。虽然心力衰竭患者体力受限原因很多，但多是由肺淤血后的呼吸困难及心脏对骨骼肌供血不足所致。（3）咳嗽和咯血是左心衰竭的常见症状，由肺泡和支气管黏膜淤血所引起，多与呼吸困难并存，咯红色泡沫样或血样痰。（4）其他可有疲乏无力、失眠、心悸等。严重脑缺氧时可出现陈-施呼吸、嗜睡、眩晕、意识丧失、抽搐等。

2. 右心衰竭是由于右心房和/或右心室衰竭引起体循环静脉淤血和水钠潴留

（1）上腹部胀满是右心衰竭较早的症状。常伴有食欲缺乏、恶心、呕吐及上腹部胀痛，此多由肝、脾及胃肠道充血所引起。肝脏可出现充血、肿大并有压痛。急性右心衰竭肝脏急性淤血肿大者，上腹胀痛急剧，可被误诊为急腹症。长期慢性肝淤血缺氧，可引起肝细胞变性、坏死，最终发展为心源性肝硬化，肝功能呈现不正常或出现黄疸。若有三尖瓣关闭不全并存，触诊肝脏可感到有扩张性搏动。（2）颈静脉怒张是右心衰竭的一个较明显征象。其出现常较皮下水肿或肝肿大为早，同时可见舌下、手臂等浅表静脉异常充盈。压迫充血肿大的肝脏时，颈静脉怒张更加明显，此称为肝-颈静脉回流征阳性。（3）水肿。右心衰竭早期，由于体内先有钠、水潴留，故在水肿出现前先有体重的增加，体液潴留达 5 kg 以上时才出现水肿。心衰性水肿多先见于下肢，卧床患者常于腰、背及骶部等低垂部位明显，呈凹陷性水肿，重症者可波及全身。下肢水肿多于傍晚出现或加重，休息一夜后可减轻或消失，常伴有夜间尿量的增加，这是因为夜间休息时的回心血量较白天活动时为多，心脏尚能泵出静脉回流的血量，心室收缩末期残留血量明显减少，静脉和毛细血管压力的增高均有所减轻，因而水肿减轻或消退。此外，少数患者可有胸腔积液和腹水。胸腔积液可同时见于左、右两侧胸腔，但以右侧较多，其原因不甚明了。由于壁层胸膜静脉回流至腔静脉，脏层胸膜静脉回流至肺静脉，因而胸腔积液多见于全心衰竭者。腹水大多发生于晚期，多由于心源性肝硬化所引起。（4）发绀。右心衰竭者多有不同程度的发绀，最早见于指端、口唇和耳郭，较左心衰竭者明显。其原因除血液中血红蛋白在肺部氧合不全外，还常与血流缓慢，组织从毛细血管中摄取较多的氧而使血液中还原血红蛋白增加有关（周围型发绀）。严重贫血者发绀可不明显。（5）神经系统症状可有神经过敏、失眠、嗜睡等症状。重者可发生精神错乱，此可能是由于脑出血、缺氧或电解质紊乱等原因引起。

3. 急性心力衰竭

患者常突然出现极度呼吸困难、端坐呼吸、呼吸急促（频率达 30~40 次/min）、恐惧表情、烦躁不安、面色苍白、口唇青紫、大汗淋漓、四肢湿冷。以间质性肺水肿为主时患者咳嗽无泡沫痰，肺泡肺水肿时则频频咳嗽，咯大量白色或血性泡沫状痰液，严重时可有大量泡沫样液体由鼻涌出，意识丧失、昏迷或心脏骤停。

4. 难治性心力衰竭的临床表现

难治性心力衰竭往往兼有左心和右心衰竭，有心率快、顽固性水肿、倦怠、四肢厥冷、发绀、脉压小、少尿、低血钾和稀释性低钠血症等表现。血流动力学检查示左心室充盈压明显升高，心脏指数常小于 2.0 L/（min·m²），周围血管阻力升高。诊断难治性心力衰竭最重要的是明确诱发因素，找出诱发因素才能进行正确的治疗。

5. 老年心力衰竭临床特点

要想对老年心力衰竭做出及时正确的诊断，必须熟悉其临床表现及特点。老年慢性心力衰竭发生时往往并存多种疾病，临床表现互相掩盖，出现典型临床表现如阵发性呼吸困难、端坐呼吸、咳泡沫痰、肺部啰音、心脏增大、奔马律等的情况常较少，且随着年龄增长可表现出不同的特征。曾有研究发现，老年慢性心力衰竭与青壮年显著不同：① 随着年龄增长，典型的临床表现逐渐减少，各种典型呼吸困难的比例显著减低，而咳嗽、咳痰、疲乏无力的表现大幅增多，高龄慢性心力衰竭还可出现高比例的精神障碍。② 体征方面，随着年龄增长，慢性心力衰竭时心脏增大的比例减少，提示不能仅以是否有心脏增大来作为判断有无慢性心力衰竭或心衰程度的指标；此外，老年心力衰竭心率增快的比例比青年显著增加，提示老年人出现不明原因的心率增快时应考虑慢性心力衰竭的可能；分析还显示老年心力衰竭肺部出现干湿性啰音的比例显著增加，提示肺部临床表现在诊断老年心力衰竭中的重要性。③ 随着年龄增长，重要脏器的并发症比例显著增加，如肺、肾、消化道出血及栓塞等。虽然老年心力衰竭没有典型的症状体征，但若患者出现以下情况应考虑心力衰竭的可能：在原有心脏病如冠心病、高血压性心脏病、退行性瓣膜病基础上出现疲乏，经审查不伴发热的咳嗽、咳痰、食欲减退、夜间高枕卧位或憋气，尿量减少，心率增快，短期内肺部出现湿性啰音等。气管插管的患者出现大量稀痰也要警惕心力衰竭的可能。

（施 维 罗英饰）

23. 心力衰竭有哪些常见的体征？

1. 左心衰竭体征

除原有心脏病体征外，心尖区可有舒张期奔马律，肺动脉瓣听诊区第二心音亢进，两肺底部可听到散在湿性啰音，重症者两肺满布湿啰音并伴有哮鸣音，常出现交替脉。注意液体潴留的证据，记录患者的体重、出入量，查体时记录患者颈静脉充盈的程度，肝颈返流征是否存在，肝肺充血的证据及程度，检查下肢水肿的程度并注意腹水体征。

2. 右心衰竭体征

右心衰竭体征主要为原有心脏病表现。由于右心衰竭常继发于左心衰竭，因而左、右心均可扩大。右心室扩大引起三尖瓣关闭不全时，在三尖瓣区听诊可闻及吹风样收缩期杂音。由左心衰竭引起的肺淤血症状和肺动脉瓣区第二心音亢进可因右心衰竭的出现而减轻。

3. 全心衰竭

可同时存在左、右心衰竭的临床表现，也可以左或右心衰竭的临床表现为主。

4. 急性左心衰竭体征

肺部听诊可闻及双肺大中水泡音伴哮鸣音，或哮鸣音伴细湿啰音；心脏听诊心尖部可闻及病理性第三音（心率＜100 次/min）或舒张期奔马律（心率＞100 次/min）；心率和脉搏增快，可呈交替脉。病情加重时血压下降、脉搏细弱，甚至出现心源性休克。胸部 X 线片示支气管和血管影增粗或模糊，可有 Kerley B 线，为肺间质水肿所致。肺泡水肿表现为以双侧肺门为中心的蝴蝶状阴影。

（施　维　罗英饰）

24. 心力衰竭为何夜间容易发病？

心力衰竭夜间容易发病的原因主要有以下几点：① 卧床后水肿液的吸收和回心血量增加，左室不能承受回流增多的血量而使左室舒张末压升高，加重肺淤血；② 入睡时迷走神经兴奋性增高，使小支气管收缩，影响肺泡通气；③ 卧位时膈上抬，肺活量减少；④ 熟睡时呼吸中枢敏感性降低，对肺淤血的刺激感受迟钝，仅在重度肺淤血时才突感憋气而醒来。

（施　维　罗英饰）

25. 如何区别心源性哮喘与支气管哮喘？

心源性哮喘多发生于中老年，多有基础病，如高血压、冠心病、风湿性二尖瓣狭窄和主动脉的病变，常因感染、劳累、过量或过快输液等因素诱发，因左心室排血不足或左心房排血受阻引起肺静脉或毛细血管压力增高，液体从毛细血管渗漏到肺间质和肺泡，产生肺水肿。多表现为突然出现气急、端坐呼吸、发绀、烦躁不安、大汗淋漓、刺激性咳嗽、咳粉红色泡沫状痰。患者常有夜间憋醒的病史，坐起后呼吸困难可缓解。查体时双肺底可闻及广泛

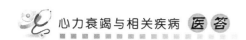

湿啰音，心界向左下扩大，心尖部可闻及奔马律和病理性杂音，心率增快。X线胸片示心脏增大、肺淤血、叶间裂增宽，可见 Kerley B 线。心脏超声提示有结构和功能异常。

支气管哮喘常在童年、青少年时发病，多有家族过敏史及季节性，常因接触过敏原、感冒、剧烈运动、吸入非特异性刺激物诱发，是由多种细胞（嗜酸性粒细胞、肥大细胞、T 淋巴细胞、中性粒细胞、气道上皮细胞等）和细胞组分参与的气道慢性炎症性疾患。这种慢性炎症导致气道高反应性的增加，并引起反复发作性的喘息、气急、胸闷或咳嗽、咳白痰等症状，双肺可闻及弥漫性哮鸣音，多数患者可自行缓解或经治疗缓解。心脏超声提示结构和功能正常。

（宋　飞　罗英饰）

26. 心力衰竭患者到医院应做什么常规检查？

1. 二维超声心动图及多普勒超声检查

心力衰竭的诊断需要静息状态下心功能不全的客观证据，超声心动图为此提供了有效方法。心力衰竭诊断中最有价值的单项检查是：二维超声心动图加上多普勒超声检查，可以定量或定性心房室内径、心脏几何形状、室壁厚度、室壁运动，定性心包、瓣膜及血管结构，定量瓣膜狭窄、关闭不全程度，测量 LVEF、左室舒张末期容量（left ventricular end-diastolic volume，LVEDV）和左室收缩末期容量（left ventricular end-systolic volume，LVESV），区别收缩功能不全和舒张功能不全。LVEF 及 LVESV 是判断收缩功能和预后的最有价值的指标。

2. X 线检查

胸部 X 线检查是心力衰竭初步诊断手段之一。胸部 X 线检查可以发现心脏扩大和肺淤血的程度，还可发现肺部疾病。

3. 核素心室造影及核素心肌灌注显像

前者可准确测定左室容量、LVEF 及室壁运动；后者可诊断心肌缺血和心肌梗死，对鉴别扩张型心肌病和缺血性心肌病有一定的帮助。

4. 实验室检查

血浆 BNP 是一种由 32 个氨基酸构成的多肽，主要来源于心室，已有数项临床和流行病学研究证实左室功能降低可导致血浆 BNP 浓度升高，因此检测血浆 BNP 水平可用于心力衰竭的诊断。

（宋　飞　罗英饰）

27. 影响心力衰竭的预后因素有哪些？

心力衰竭是各种心脏病的终末阶段，是一种严重威胁人类健康的临床综合征。其病死率很高，一旦诊断，5 年病死率高达 50% 左右。影响心力衰竭预后的主要因素包括年龄、性别、基础心脏病、合并临床疾病、心功能情况和神经内分泌等血清学指标等。

（1）年龄：心衰的病死率随年龄增加而增加。年龄每增加 1 岁，病死率增加 2.8%；年龄每增加 10 岁，病死率男性增加 27%，女性增加 61%。年龄大于 85 岁者，5 年病死率高达 80%。

（2）性别：由于循证医学证据不充分，性别对心衰预后的影响尚不十分明确。大部分研究表明，女性心衰患者总病死率低于男性，女性心力衰竭患者的平均生存时间较男性长（女性 4.5 年，男性 3.7 年）。但在冠心病心力衰竭的研究中显示，女性预后比男性差，这可能与男性和女性冠脉解剖结构存在差异有关，另外可能与女性对疼痛耐受力强及就诊时间晚有关。性别对心衰预后的影响有待进一步临床试验证实。

（3）基础心脏病：缺血性心脏病所致的心力衰竭患者长期预后最差，病死率最高。其机制可能是由于心肌梗死导致大量心肌细胞坏死，心功能不可逆损伤。

（4）合并临床疾病情况：糖尿病患者的胰岛素抵抗和高胰岛素血症可以加重心脏和血管壁肥厚，加速心力衰竭的临床过程。糖尿病使发生心血管病的危险增加 2～4 倍，而这种危险性存在性别差异。糖尿病只是轻度增大男性患者发生心力衰竭的危险性，但女性患者的危险性增大 3 倍。心衰与肾功能衰竭互为因果，肌酐清除率每降低 10 mL/min，病死率即增加 21%。

（5）心功能评价：NYHA 分级是临床常用的主观的心功能分级方法，NYHA 分级与心衰病死率成正比。LVEF 分级是心衰的客观心功能分级方法，几乎所有的大规模临床试验均采用 LVEF 作为心功能评价标准。LVEF 正常的舒张性心力衰竭预后较 LVEF 低的收缩性心力衰竭预后差，而 LVEF 与病死率成反比。

（6）血清学指标：BNP 和 NT-proBNP 是目前最常使用的心衰标志物。

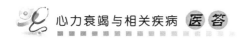

BNP 水平与心力衰竭严重程度相关,可用于危险分层。

(7)电解质紊乱:低钠血症严重影响心衰患者的治疗和预后。其发生机制比较复杂,可能与限盐、利尿剂治疗不当及神经体液改变等因素有关。

(宋 飞 罗英饰)

28. 舒张性心力衰竭有哪些检测手段?

要从心力衰竭患者的临床症状、体征及 X 线胸片等方面来判断舒张性心力衰竭是很难的事情,因为舒张性心力衰竭与收缩性心力衰竭在上述方面均无显著差异。因此,应从舒张性心力衰竭的血流动力学特点及心室壁僵硬度等方面来检测舒张性心力衰竭。临床上常用检测手段如下:

(1)心导管和心室造影术:为目前评价舒张功能最直接、最可靠的指标,称"金指标"。

(2)放射性核素心血池显像:此为无创检测左室功能的方法之一。通过放射性核素心血池显像技术可以测定心室快速充盈期、等容舒张期、快速充盈占整个舒张期的相对比例、左室局部心肌功能与整个心室功能间关系来判断左室舒张功能。但该项检查技术不可评价左房及左室的压力差,不可同时判定心肌舒张和充盈期左室压力及容量的变化,而且设备昂贵,价格高,需专门人才实施,大大限制了该项技术在临床上的应用。

(3)多普勒超声心动图检查:多普勒超声心动图检查是目前临床广泛用于评估左心室舒张功能的无创性检测手段。依二尖瓣血流频谱可测定心室舒张早期峰值速度(E峰)、心室舒张晚期峰值速度(A峰)、心室舒张早期与晚期峰值速度比值(E/A峰)、等容舒张时间、E峰减速时间等参数。各参数应于连续三个心动周期进行测量后取其平均值,常以 E/A 比值作为评价左心室舒张功能的指标。在分析 E/A 比值时,要注意二尖瓣血流的"假性正常化",此情况常发生于左心室松弛功能及舒张功能均受损时左心室充盈压力升高,导致左房代偿性收缩增强和舒张早期充盈增加,致左房—左室压力梯度曲线代偿性修复,舒张期二尖瓣血流呈现正常图形,E/A>1,此时应与正常二尖瓣血流图进行鉴别。随着疾病的进展,左心室顺应性严重受损,左房压力显著升高,伴代偿性舒张早期充盈增加,此时二尖瓣血流呈"限制性充盈"方式使 E/A>1。

(宋 飞 罗英饰)

29. 什么是 6 分钟步行试验？

对于心力衰竭患者心功能的评估不仅要了解心衰患者心功能分级、LVEF，而且要了解心衰患者的运动耐量，三者均反映心衰患者的心功能，缺一不可。运动峰值耗氧量是最客观最准确反映心力衰竭患者运动耐量的指标。6 分钟步行试验是让患者采用徒步运动方式，测试其在 6 分钟内以能承受的最快速度行走的距离。研究表明，6 分钟步行试验与运动峰值耗氧量有较好的相关性，6 分钟步行试验时耗氧量能达到运动峰值耗氧量的 86%，属次极量运动试验。它可以取代运动峰值耗氧量，成为评价心力衰竭患者运动耐量的指标，可客观反映心衰患者日常实际活动量。下列患者不宜做 6 分钟步行试验：① 一个月内发生不稳定型心绞痛或心肌梗死或搭桥术后；② 安静状态下心动过缓（＜50 次/min）或心动过速（＞120 次/min）；③ 未控制的高血压（收缩压＞200 mmHg，舒张压＞110 mmHg）；④ 安静时血氧饱和度＜90%；⑤ 极度呼吸困难和胸痛；⑥ 严重精神疾患、周围血管疾病或严重肺疾患；⑦ 瓣膜病、关节炎；⑧ Ⅱ度或Ⅲ度房室传导阻滞。

（罗英饰　李团叶）

30. 如何做 6 分钟步行试验？

（1）选择安静通风，长约 30 m 的平坦走廊作为 6 分钟步行试验场地。

（2）走廊地面用直线标明，每 5 m 做标记，走廊两端及中间各放一把椅子，以备患者休息。

（3）试验前详细告知患者本试验的目的、方法及注意事项。可让患者试走一次，以便熟悉环境及方法，使患者做到心中有数。

（4）试验时告知患者在 6 分钟内尽可能地快走，并允许患者依自己体力情况，随时调整自己的步行速度，甚至休息（休息时间应包括在 6 分钟内），一旦体力恢复再继续行走。

（5）试验前后详细检测患者血压、心率、呼吸频率及其症状，行走时佩带遥测心电监测仪监测心电图变化。

（6）每隔两分钟报时一次，并适当对患者行走表现加以鼓励以增强其信心。6 分钟时间到立即终止行走，详细记录患者行进距离。

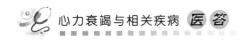

（7）试验中一旦发生以下情况，立即终止6分钟步行试验：出现心绞痛、晕厥、极度呼吸困难、严重室性心律失常、严重骨骼肌疼痛，收缩期血压下降≥20 mmHg伴心室率快，收缩期血压≥240 mmHg或舒张期血压≥130 mmHg时。

（罗英饰 李团叶）

31. 6分钟步行试验安全性如何？影响6分钟步行试验的因素有哪些？

临床实践证明，只要严格按6分钟步行试验适应证及禁忌证选择合适病例，严格按操作规程操作，6分钟步行试验是安全的。有人对2 281例老年心力衰竭患者做6分钟步行试验，其结果无一例晕厥、猝死、恶性心律失常及心血管事件发生。2 281例患者中，发生心绞痛29例，眩晕128例，下肢酸痛230例，说明6分钟步行试验是安全的。6分钟步行试验不仅具有安全性，还具有可重复性。有人对233例心力衰竭患者在相同时间、相同条件下重复做6分钟步行试验，结果其重复性良好。因此，目前临床医师已把6分钟步行试验作为心力衰竭患者康复测试的体能测试标准，医师可依6分钟步行试验情况来制订心力衰竭患者康复测试计划。下述因素不利于6分钟步行试验，可缩短步行距离：老年人、女性、身材低矮、超重、肥胖、慢性阻塞性肺气肿、哮喘病、间质性肺病、脑卒中、短暂性脑供血不足、周围血管病、骨骼肌疾病等。下述因素有利于6分钟步行试验，可增加步行距离：下肢长、男性、吸氧，患者情绪高昂，以往做过6分钟步行试验，行走中有他人鼓励及激励患者。

（罗英饰 李团叶）

32. 6分钟步行试验如何评估心力衰竭患者预后？

NYHA心功能分级主要是依据心衰患者症状和体征进行分级的，因此这种分级标准易受医生及患者主观因素的影响，缺乏定量标准，仅为半定量指标，缺乏准确性；相反，6分钟步行试验不受医生主观因素影响，是一种定量指标，客观反映慢性心力衰竭患者的运动耐力，与NYHA分级呈负相关，即NYHA心功能分级越重，6分钟步行试验距离越短。人们把6分钟步行试验的步行距离和心衰严重程度分为：轻度心衰 >450 m，中度心衰 150～450 m，重度心衰 <150 m。6 分钟步行试验步行距离 <300 m 比步行距离 >450 m 的心力衰竭患者病死率高 3.7 倍。6 分钟步行距离 <300 m，对于重症心衰（NYHA Ⅲ～Ⅳ级，LVEF≤28%）患者，6 个月内病死率及再住院率明显增加。6 分钟步行试验被认为是心力衰竭患者远期病死率及再住院率较强的独立预测因素，NYHA 心功能越差，6 分钟步行试验预测价值越大。以往认为 LVEF 及 NYHA 心功能分级能较好预测心衰患者的预后，但有研究表明，6 分钟步行试验步行距离对于判断和预测心衰患者预后优于 NYHA 心功能分级和 LVEF 的预测指标。

（罗英饰　李团叶）

33. 心力衰竭时室性心律失常发生率是多少？

心力衰竭是各种心脏疾病发展的终末阶段，病死率极高，5 年生存率与恶性肿瘤相似。在死亡的心力衰竭患者中，约 1/3 的患者因心衰进行性加重死亡，约 1/3 的心衰患者死于猝死，约 1/3 的心衰患者在心衰基础上猝死，因此有 50%～70% 的心力衰竭患者发生心源性猝死。在这些猝死患者中，致死性恶性室性心律失常发生率高达 80%，20% 为缓慢性心律失常或电机械分离。据统计，心力衰竭患者心源性猝死发生率是同年龄正常人的 9 倍。人们对有症状的心力衰竭患者死因进行分析发现，NYHA Ⅱ级心衰患者年病死率为 5%～15%，心源性猝死达 30%～70%；NYHA Ⅲ级心力衰竭患者年病死率达 20%～50%，心源性猝死达 30%～50%；NYHA Ⅳ级心力衰竭患者年病死率达 50% 以上，心源性猝死达 30%。其结果说明心源性猝死多发生于 NYHA Ⅱ～Ⅲ级心力衰竭患者，NYHA Ⅳ级者心源性猝死发生率低于 NYHA Ⅱ～Ⅲ级心力衰竭患者，表示 NYHA Ⅳ级心衰患者多死于心衰恶化或伴发的并发症。

（刘锡燕　施　诚）

34. 心力衰竭时室性心律失常发生的原因是什么？

研究表明，心力衰竭患者极易发生室性心律失常，并且随着心功能衰竭程度的恶化，室性心律失常发生率增加。心力衰竭患者室性心律失常的发生与以下因素密切相关：① 心肌缺血，心脏结构的重构是心力衰竭时室性心律失常发生的病理基础，由于心脏重构改变了心肌的传导性能，导致"传导延迟"和"单向阻滞"发生，形成折返而发生室性心律失常；② 心力衰竭时由于心室的机械性扩张引起心肌电生理变化——电重构，促使折返发生；③ 神经内分泌激活，尤其是 RAAS 及交感神经系统的过度激活，增加心肌细胞 4 相除极斜率，使心肌组织自律性增强，还可导致心肌细胞内 Ca^{2+} 超载引发后除极，致心肌细胞触发活动增加，引发室性心律失常。另外，血管紧张素 II 可促进醛固酮合成增加，使 K^+、Mg^{2+} 丢失，也可致心律失常发生；④ 血管内皮功能紊乱，使内皮素合成及分泌增加，延长心肌动作电位，促使肌浆网释放 Ca^{2+}，致心肌细胞内 Ca^{2+} 超载，易致早期后除极发生，促发心律失常，尤其是室性心律失常。

（刘锡燕　施　诚）

35. 人体尿酸是如何代谢的？

尿酸是体内嘌呤代谢产物，其代谢途径如图 1-2 所示：

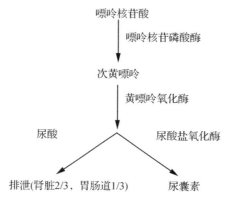

图 1-2　尿酸代谢途径

人类及某些哺乳动物（大猩猩）的尿酸代谢因缺乏尿酸盐氧化酶而止于尿酸这一步；多数哺乳动物因含有尿酸盐氧化酶，使尿酸氧化分解形成尿囊素或排出体外，或进一步分解成尿素或氨排出体外。人体尿酸来源主要为内源性，主要由体内细胞核蛋白分解代谢所产生，约占体内总尿酸来源的 80%；其次为外源性的，由摄入的动物性食物或其他富含嘌呤的食物分解代谢所产生。人体内尿酸池内尿酸盐贮存量约为 1.2 g，每日有 50%～60%（600～700 mg）的尿酸需更新，其中 2/3 经肾脏原型排出，1/3 经肠道细菌降解处理后排出。

（刘锡燕　施　诚）

36. 高尿酸血症的危险因素有哪些？其发生率为多少？

流行病学研究显示，在欧洲和北美地区高尿酸血症的患病率为2%～24%，男性多于女性，并有家族遗传倾向，即家族中有高尿酸血症者，其后代易患高尿酸血症。尽管我国高尿酸血症的患病率无确切统计资料，但我国在高尿酸血症的患病率方面做了一些区域性的研究。例如，20世纪90年代末，上海曾做过人群高尿酸血症的调查，发现男性患病率为14.2%，女性为7.1%。山东地区高尿酸血症患病率男性为5.7%，女性为7.44%。从这些统计学资料看，我国高尿酸血症患病率与国外相似。研究表明，高尿酸血症患者常合并或伴发高脂血症、高血压、冠心病、心力衰竭及糖尿病。流行病学研究还表明，高尿酸血症与经济高度发展、科学技术的不断提高、生活方式的改变及遗传因素有着密切关系。

（刘锡燕　施　诚）

37. 尿酸与心力衰竭的关系如何？

慢性心力衰竭患者常伴发高尿酸血症，并与心力衰竭严重程度有关。研究表明，血尿酸水平对心力衰竭患者预后具有重要的预测价值，是心力衰竭患者的独立预测因子。在心力衰竭时，由于心排血量不足，组织灌注不足，机体缺血、缺氧抑制了肾小管对尿酸的分泌，并激活RAAS，使血管紧张素Ⅱ（angiotensin，AngⅡ）生成增加，直接影响了肾小管分泌功能，使尿酸清除减少，加之AngⅡ增加，黄嘌呤氧化活性上调，尿酸合成增加，致高尿酸血症发生。高尿酸血症反过来又参与了心力衰竭的发生与发展过程。众所周知，心脏重塑是心力衰竭发生的主要病理生理机制，而氧化应激及炎性细胞因子的参与在心脏重塑过程中起着十分重要的作用。黄嘌呤氧化酶是将嘌呤代谢为尿酸的关键酶，在心力衰竭时黄嘌呤氧化酶过度表达产生大量的活性氧致氧化应激，氧化应激可促进心力衰竭的发生和发展。高尿酸血症可促进低密度脂蛋白氧化，脂质过氧化，生成毒性作用较强的氧化型低密度脂蛋白（oxidized low-density lipoproteins，Ox-LDL），它可损伤内皮细胞，致内皮细胞功能下降，促使平滑肌细胞凋亡，致心脏泵功能下降。高尿酸血症时氧自由基生成增加，不仅损害了线粒体及溶酶体功能，致心肌能量代谢异常，心脏泵功能下降，而且氧自由基还可激活单核细胞和血小板释放炎性细胞因子，如肿瘤坏死因子（tumor necrosis factor，TNF）、白细胞介素-6、白细胞介素-1等。这些炎性细胞因子可通过改变肌浆网的功能迅速降低收缩期胞浆 Ca^{2+} 水平而直接抑制心肌收缩功能，还可通过一氧化氮依赖途径降低肌丝对 Ca^{2+} 的敏感性，从而间接抑制心脏收缩功能，并诱导心肌细胞凋亡，心脏重塑，致心脏泵功能减退。有人研究认为，高尿酸血症是中重度心力衰竭患者预后不良的一个独立的强预测因子，并随尿酸浓度的升高，心力衰竭患者病死率也升高，两者之间呈等级对应关系。

（刘锡燕 施 诚）

38. 高尿酸血症患者饮食上有哪些限制？

高尿酸血症患者应进食低嘌呤类食物，尽量避免进食高嘌呤类食物，如动物内脏、骨髓、鱼子、浓肉汤等。对诊断为痛风伴有明显症状者，饮食的限制应更加严格，下述食物应尽量避免食用，否则会加重痛风症状：奶制品、浓茶、咖啡、酒类、巧克力、红色肉类、各种肉汤、豆制品、平鱼及带鱼等不带鱼鳞的鱼类、虾、蟹、扁豆、包心菜、菜花、蘑菇、菌类、葡萄、西红柿、花生、柑橘等，并限制食用小麦、燕麦、黑麦类食物。为促进尿酸排泄，应多饮水，每日饮水＞2 000 mL，慎用影响尿酸排泄的药物。

（刘锡燕 施 诚）

39. 心衰患者内皮功能失调的基本机制有哪些？

心力衰竭患者内皮功能受损的基本机制可能是多因素的，包括一氧化氮（nitric oxide，NO）生物利用度下降，一氧化氮合成酶（eNOS）活性或表达异常，过氧化物阴离子灭活 NO 增强，内皮细胞受体功能受损，L-精氨酸底物缺乏，内皮衍生的松弛因子、NO 释放受损或迅速降解。最近临床和实验研究结果间接显示，氧化自由基生成的增加，引起内皮功能受损，从而导致早期心衰患者的病情加重。除内皮血管扩张因子功能异常外，内皮释放的血管收缩因子、内皮素也会增加。

（陈 龙 施 诚）

40. 血管内皮具有哪些功能?

血管内皮是衬于血管腔内表面的单层扁平上皮,成年人约有 1 012 个血管内皮细胞,大血管和微血管的内皮结构基本相同,肝、脾、骨髓、肾、脑、心内膜等部位的内皮则形成窦状、开窗性等特化结构以适应器官功能的需要。长期以来,人们一直认为内皮是血液与组织之间的物理屏障,自从 1988 年有研究者揭示了内皮依赖性血管舒张活动的现象并提出内皮源性舒血管因子(endothelium-derived relaxing factor,EDRF)的概念以来,对内皮功能的研究与认识发生了巨大飞跃。现已证明血管内皮是一个十分活跃的多功能内分泌器官,能够合并分泌多种舒缩血管因子、生长因子、炎性介质与细胞因子。因此,内皮除具有屏障功能外,还有调节血管张力、调节血管生长、凝血与纤溶、炎症与免疫反应、调节造血功能、转化与灭活循环中物质等多种功能。

(陈 龙 施 诚)

41. 什么是内皮素?它有哪些功能?

内皮素(endothelin,ET)是 1988 年由日本学者从猪的主动脉内皮细胞中分离纯化出来的,它是一种由 21 个氨基酸组成的血管活性多肽。内皮素是目前已知作用最强的血管收缩肽,其可与其他内源性活性物质如 NO、AngⅡ 等相互作用调节血管活性。在人体,内皮素有 ET-1、ET-2 和 ET-3 三种亚型。ET-1 主要分布于主动脉内膜、肺等;它还可由肾小球膜、肾上皮细胞、各种人类癌细胞系及人类巨噬细胞产生;它是唯一存在于血管内皮细胞的内皮素。而 ET-2 和 ET-3 主要在脑、肾、肾上腺和小肠中表达,在人类癌及肿瘤细胞中也有表达。迄今已证实至少存在三类内皮素受体:ET_A、ET_B 和 ET_C。ET_A 主要存在于平滑肌细胞上,与 ET-1 结合后介导血管的收缩。ET_B 分为 ET_{B1} 和 ET_{B2} 两个亚型,存在于内皮细胞的 ET_{B1} 受体介导了 EDRF、NO、前列环素 I_2(prostaglandin,PGI_2)的释放,引起血管的舒张;而位于血管平滑肌上的 ET_{B2} 和 ET_A 一样直接介导静脉血管的收缩。ET_C 受体是 ET-3 选择性受体,主要分布在神经元细胞,直接起神经介质的作用。在心血管系统,心肌和血管都能产生 ET。ET 与受体结合后,首先激活磷脂酶 C(phospholipase C,PLC),水解磷脂酰肌醇,形成肌醇 1,4,5-三磷酸(inositol trisphosphate,IP_3)和二酰甘油(diacylglycerol,

DAG），引起肌质网储存的钙释放，并通过钙通道，促进细胞外钙进入细胞内，使得细胞内总游离钙浓度增加，引起钙调蛋白的活化及神经递质的释放，激活相关酶类，包括肌球蛋白轻链激酶，导致细胞收缩。ET 还可使胞内 pH 增加，促进肌丝对钙的敏感性增加，所以即使没有钙浓度的变化，ET 也可使细胞收缩性增加。ET-1 能以自分泌和旁分泌的形式产生长期效应，具有正性变时和变力作用，使心肌肥大，引起心肌细胞损伤等，从而介导心肌重塑。

（陈 龙 施 诚）

42. 心力衰竭的过程是一个能量减少的过程吗？

有证据表明，心衰的过程伴随着能量的代谢障碍，腺苷三磷酸（adenosine triphosphate，ATP）需求和供给不平衡导致磷酸肌酸的减少，继而出现肌酸的减少，心力衰竭时肌酸减少大约 60%，ATP 逐渐下降到正常水平的 70%~75%。有体外实验表明，衰竭心肌中 ATP 酶的活性降低 20%~30%。ATP 酶活性的降低使心肌能量利用发生障碍，因而心肌收缩性减弱。此外，代谢紊乱、酸性物质积累也是影响心肌能量代谢的重要方面。过去国外报道已初步阐明了心肌能量代谢与心功能之间的关系，有人提出当心肌 ATP 含量降低一半时，其心功能将降低至 50% 以下，而正常心脏 ATP 的浓度恒定于 10 mmol/L。

（陈 龙 施 诚）

43. 正常心肌能量代谢的特点是什么？

心脏是一个高代谢的器官，每天消耗 6 kg 的 ATP，是它自身重量的 20~30 倍。90% 的能量来源于线粒体氧化，线粒体占据心肌细胞 30% 的空间。心脏利用能量的形式是 ATP，但心肌储存 ATP 很少，必须及时合成，在最大运动量时，心肌利用超过 90% 的线粒体氧化产生的能量。一般情况下，心肌活动所需能量的 60%~90% 来自游离脂肪酸，另外 10%~40% 的能量由碳水化合物（葡萄糖、乳酸、酮体）代谢提供。无论体内还是体外，心肌细胞的耗氧量和心脏做功之间是有严格的关系的，并通过能量信号通路来精密调节。在这个过程中，氧供、底物、ATP、腺苷二磷酸（adenosine diphosphate，ADP）、磷酸肌酸、无机磷酸盐、钙、氧化还原状态以及激酶系统均发挥一定的作用。

（陈 龙 施 诚）

44. 心力衰竭时能量代谢有哪些改变？

各种心脏疾患，包括冠心病、高血压、扩张型心肌病，在出现心力衰竭的各个时期，均有心肌能量代谢的损害。心肌能量代谢障碍不仅是心力衰竭早期收缩力降低的机制之一，也是以后心肌纤维化、心肌细胞数量减少的重要因素。① 在心衰早期，葡萄糖的利用增加，后期由于胰岛素抵抗，葡萄糖的利用减少。在心衰早期，脂肪酸的利用增加，后期脂肪酸的利用减少。心力衰竭时脂肪酸的 β 氧化受阻，心肌细胞和血浆的游离脂肪酸浓度升高，对心肌细胞产生毒性作用。② 心力衰竭时，心肌的线粒体结构异常，ATP 合成的能力下降。线粒体的氧化磷酸化有赖于其内膜上呼吸链酶功能的正常发挥，其功能的异常可导致心肌细胞线粒体的氧化磷酸化功能障碍。③ ATP 的转运和利用受损，ATP 的浓度减少，心脏的收缩功能下降。通过磷酸肌酶系统进行的 ATP 的转运能力下降，导致从线粒体到肌丝的高能磷酸键减少，而游离的 ADP 浓度增加。

（陈　龙　施　诚）

45. 为什么中重度心力衰竭患者要限制水的摄入量？

通常认为，心力衰竭时液体潴留的机制如下：心衰加重时，肾局部因素可增加水的摄取，排泄至远曲小管的滤液减少，主要由于滤过分数增高，球后血流进入管周毛细血管时的静水压降低而膨胀压增加。中重度心衰时，循环血中精氨酸血管升压素绝对或相对增高也可介导水潴留，心力衰竭患者水负荷对精氨酸血管升压素的抑制及肾清除水负荷的能力明显降低，血管升压素Ⅱ升高激发的口渴因在低渗性稀释性低钠情况下继续摄入水分，在很大程度上可加重水平衡失衡，并使全身体液容量负荷过重。其原因为肾小球滤过率下降，部分是由于 RAAS 激活，心排血量降低伴发肾小球滤过率降低和肾素合成增加，后者通过激活血管紧张素引起醛固酮释放；部分由于肝静脉淤血所致的肝功能损害及肝血流减少干扰醛固酮代谢，进一步升高醛固酮的血浆浓度，加重水钠潴留。组织充血是慢性心力衰竭的主要临床表现，常常可以通过水钠摄入量限制和利尿剂的使用得到控制。充血性心力衰竭中水的潴留主要继发于钠的潴留，然而中重度心力衰竭时，使用大剂量利尿剂所致肾稀释功能不足，由于心排血量减少引起的不适当的高血浆肾素活性水平，以

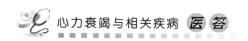

及脑内 Ang Ⅱ 水平增高，导致过度口渴，加重液体潴留。心力衰竭病情加重时，这些机制和紊乱越明显，故需限制水及钠摄入量并每日坚持称体重，注意出入量变化。对于严重心力衰竭，尤其是伴有肾功能减退的患者，由于排水能力减低，故在采取低钠饮食的同时，必须适当控制水分的摄入，否则可能引起稀释性低钠血症，此为顽固性心力衰竭的重要诱因之一。

（王宝丽　罗英饰）

46. 为什么心力衰竭患者要注意体重变化？

在心衰的临床治疗中，需严格记录出入量，并保持出量大于入量，以改善心衰症状。入量较好理解，也比较容易记录准确，即包含每日进食 700 mL、饮水量 1 000～1 500 mL 和液体输入量，但记录出量时却存在一些问题。出量包含尿量（正常人每日 1 000～1 500 mL）、粪便水（100 mL）以及皮肤蒸发（500 mL）、呼吸蒸发等不显性失水。心衰患者由于使用利尿剂，往往尿量更多些，在使用量杯测量时会比较准确，但照顾心衰患者的多为家属或社会护理人员，他们缺乏专业的医学知识，往往为了避免麻烦或相信经验而估测尿量，这使得记录的数值带有明显的主观性，因人而异，不十分准确；粪便水也面临同样的问题。此外，皮肤蒸发、呼吸蒸发等不显性失水都与患者是否发热、多汗及呼吸频率等诸多因素有关，无法准确记录。故仅凭出入量的值不足以说明入量和出量的准确关系，此时我们就需要每日固定时间条件，如晨起、空腹、排便后测量体重，从体重的增减来判断体内水钠潴留的情况。一般说来，体重增加说明水钠潴留加重，病情加重，需加强利尿；体重减轻，说明利尿充分，体内水钠潴留少，接近干体重，可以加用如 β 受体阻滞剂等药物。体重变化对心衰的治疗用药可起到指导作用。

（王宝丽　罗英饰）

47. 为什么心力衰竭患者要注意双下肢周径变化？

心衰患者的血流动力学有如下特点：① 由于活动耐量减低，轻微活动即可引起喘息，故一般活动较少，甚至长期卧床，导致全身血流缓慢；② 心力衰竭患者全身水肿，静脉压增高，下肢回流受阻，造成局部血流缓慢；③ 为改善心衰症状，患者往往限制饮水量，并大量应用利尿剂，造成体循环血流量相对不足，血液黏稠。以上三种原因构成下肢深静脉血栓的易发因素，最终导致下肢深静脉血栓形成。该病的体征是下肢周径增粗或不等，可导致严重的后果是肺栓塞。肺栓塞可造成更严重的机体缺氧，甚至猝死，但其最具特征性的症状，即活动性气短，可被心力衰竭引起的气短所掩盖，如不及时发现，往往会延误病情，故需注意有无双下肢周径增粗或不等的体征，即注意有无下肢深静脉血栓形成。

（王宝丽　罗英饰）

48. 心力衰竭的主要并发症有哪些？应如何处理？

心力衰竭病死率高，特别是在重度心衰患者中，一年的病死率达50%。其中约1/3的患者是由并发症引起的心力衰竭恶化导致死亡，所以临床上应重视并发症并给予积极处理。

1. 肺部感染

心力衰竭时，由于左心室收缩功能减退，左房压力升高，导致肺淤血，这增加了患者合并发生肺部感染的机会。心力衰竭的发病率随着年龄的增高而增高，同时老年人慢性支气管炎、阻塞性肺气肿导致肺功能减退的发病率升高，更易发生肺部感染。肺部感染反过来会加重心力衰竭的症状，是心力衰竭急性加重的诱因。对于心衰患者合并肺部感染，治疗时应注意出入量的平衡，量出为入，确保痰液容易咳出；尽早地给予足够的抗生素治疗，强调"重拳出击"，给予广谱静脉抗生素，且用药过程中应注意菌群失调情况。

2. 肾功能不全

肾功能衰竭是心力衰竭常见的伴发情况。心力衰竭时，由于外周阻力的增加及心排出量的减少，肾血流量减少，这些血流动力学改变又可激活神经内分泌系统，导致肾功能的恶化。同时，肾功能不全也可以加重心功能不全。心力衰竭时，由于对入量的严格控制及低心排，肾灌注减少与肾小球滤过率降低反射性激活RAAS，引起水钠潴留，加重心力衰竭。心血管疾病的常见危险因素如高血压、糖尿病、动脉粥样硬化也常常导致慢性肾功能不全，肾功能不全又可以加重高血压，导致贫血、容量负荷过重、甲状旁腺功能亢进及钙磷代谢异常，这些因素又与左室肥厚、左室扩张、心肌纤维化及血管与心脏瓣膜钙化相关，可进一步加重心功能不全。治疗上应该首先针对原发病进行治疗，如积极控制血压、血糖和血脂，限制盐和蛋白质的摄入量，并且积极纠正肾性贫血。正确使用ACEI和β受体阻滞剂，尽量使用袢利尿剂，注意肾功能减退时易发生洋地黄过量。

3. 电解质紊乱

心力衰竭患者常伴有各种电解质紊乱,这是引起心衰患者死亡的重要原因。心力衰竭时电解质改变的可能因素:① 全身血流动力学、肾功能及体内内分泌的改变;② 交感神经系统(sympathetic nervous system,SNS)与 RAAS 活性增高;③ 心力衰竭时 $Na^+ - K^+ - ATP$ 酶受抑制,使离子交换发生异常改变;④ 药物对电解质的影响。

心力衰竭患者发生电解质紊乱时应及时予以纠正。低钠血症者应限制入液量(<1 000 mL/d)并补钠,补钠量(mmol)=(预达血清钠值 – 实测血清钠值)×0.55×体重(kg)。低钾血症者口服与静脉均可有效补钾,推荐心力衰竭患者的血清钾维持在 4.3~5.0 mmol/L 之间。高钾血症时,静脉钙剂对抗高钾对心肌传导的作用;胰岛素增加钾向细胞内转移;沙丁胺醇可促进钾转入细胞内;有代谢性酸中毒的患者可给 $NaHCO_3$;应用袢利尿剂增加钾排出;肾功能不全所致严重高血钾(>7 mmol/L)患者应给予透析治疗。低镁血症者,静脉或口服补镁均可。

(王宝丽 罗英饰)

第二章　心力衰竭与相关疾病

1. 什么是原发性心肌病？

原发性心肌病是由遗传、非遗传和获得性病因单独或混合引起的心肌病变，它包括扩张型心肌病、肥厚型心肌病、致心律失常性右室心肌病、限制型心肌病和未定型心肌病五类。一般来讲，常见的心肌病如扩张型心肌病、肥厚型心肌病、限制型心肌病等的致病原因均趋于明确，因此原发性心肌病已成为可知原因、能够诊断和治疗的常见病。以往病毒性心肌炎演变为扩张型心肌病常被划分到扩张型心肌病的范畴，目前被认为属于继发性心肌病范畴。

（陈　龙　许海峰）

2. 什么是继发性心肌病？

继发性心肌病又称"特异性心肌病"，是指由已知原因引起或者是发生在其他疾病之后的心肌改变。有的继发性心肌病容易诊断，也容易治疗；有的被原发病所掩盖，不易诊断，容易发生误诊和漏诊。常见的发病原因有以下几种：

（1）感染性原因：多见于严重的细菌、病毒、立克次体、原虫等感染。细菌或病毒直接侵犯心肌，或者其毒素影响心肌，引起心肌病，即所谓的心肌炎后心肌病。

（2）代谢性原因：最多见的是糖尿病引起的心肌病，其次为家族性糖原累积症、脚气性心脏病、酒精性心肌病、心脏淀粉样变等引起的心肌改变。

（3）内分泌性原因：常见的有甲状腺功能亢进、甲状腺功能减退、肢端肥大症等导致的心肌病变。

（4）结缔组织疾病：多见于红斑狼疮、类风湿性关节炎、硬皮病等引起的心肌损害。

（5）缺血性原因：主要是指冠状动脉粥样硬化、冠状动脉痉挛引起心肌缺血性改变,导致心肌病变。

(6) 过敏性原因:多指磺胺药、青霉素以及其他药物过敏引起的心肌改变。

(7) 中毒性原因:烧伤、白喉、伤寒等细菌毒素直接损害心肌引起心肌病。

大多数继发性心肌病可以从原发性疾病初发时就采取相应措施,有望在最大可能的范围内预防心肌病的发生和发展。治疗上只要原发病因能去除,多数继发性心肌病也能得到相应改善甚至痊愈。在临床实践中我们可以看到,并不是所有患原发性疾病的人都一定合并继发性心肌病,这与患者个体差异、原发病的轻重、诊断和治疗情况都有关。继发性心肌病在各自原发性疾病中的相对发病率见表2-1。

表2-1 继发性心肌病的相对发病率

原发疾病名称	继发心肌病的相对发病率
糖尿病	10%并发糖尿病性心肌病,40%~50%合并冠心病
甲状腺功能减退	80%的心脏扩大,几乎全部都有心电图低电压,T波低平
甲状腺功能亢进	8.2%~21%
系统性红斑狼疮	50%~60.3%
类风湿性关节炎	22%~60%
皮肌炎与多发性肌炎	64%~75%
进行性硬皮病	80%~90%
多发性结节性动脉炎	100%

(陈 龙 许海峰)

3. 什么是扩张型心肌病?

扩张型心肌病(dilated cardiomyopathy,DCM)是一类既有遗传原因又有非遗传原因造成的复合型心肌病,以左室、右室或双心室扩大及进行性收缩功能障碍为其特征,常依超声心动图进行诊断。DCM常发生心力衰竭、心律失常及猝死,其5年病死率为15%~50%。美国DCM患病率为36.5/10万,我国为 19/10 万。DCM 是心肌病中最多见的一种，死亡率较高，预后较差。

多数学者认为，DCM 的发生与持续性病毒感染和自身免疫反应有关，与病毒感染，尤其是柯萨奇病毒感染的关系最为密切。由于病毒的持续感染，心肌组织受到持续损害，诱导免疫介导心肌损害是其重要致病原因及发病机理。

（陈　龙　许海峰）

4. 扩张型心肌病如何分类？

随着分子遗传学的发展，新的分类方案基于遗传学将 DCM 分为 2 组：原发性和继发性。

1. 原发性扩张型心肌病

（1）家族性扩张型心肌病（familial dilated cardiomyopathy，FDCM）：约 60% FDCM 患者显示与 DCM 相关的 60 个基因之一的遗传学改变，其主要方式为常染色体遗传。在一个家系中包括先证者在内有两个或两个以上 DCM 患者，或在 DCM 患者的一级亲属中有尸检证实为 DCM 或不明原因的 50 岁以下猝死者，可考虑 FDCM 可能。

（2）获得性扩张型心肌病：指遗传易感与环境因素共同作用引起的 DCM。

（3）特发性心肌病：原因不明，须排除任何引起心肌损害的其他疾病所致的 DCM，此类占 DCM 的 50%。

2. 继发性扩张型心肌病

继发性扩张型心肌病指全身性系统性疾病累及心肌，心肌病变仅是系统性疾病的一部分。主要有以下几种：①缺血性心肌病；②感染/免疫性扩张型心肌病，如病毒性心肌炎演变为 DCM 属此类；③中毒性扩张型心肌病，如酒精性扩张型心肌病等；④围产期心肌病、自身免疫性心肌病，如系统性红斑狼疮、胶原血管病等；⑤代谢内分泌性和营养性疾病等，如甲状腺疾病、嗜铬细胞瘤、淀粉样变性等。

（陈　龙　许海峰）

5. 扩张型心肌病有哪些症状与体征？

DCM 起病多缓慢，尤其是年纪较轻的患者，开始发现心脏扩大时，往往因心功能处于代偿期而无明显不适。经过一段时间后，症状逐步出现，这一时间可长可短，有的长达10年以上。早期症状为乏力、心慌、气短，体力活动时加重。最初在劳动或劳累后气急，以后在轻度活动或休息时也有气急，或者有夜间阵发性气急。由于心排血量偏低，患者常感乏力。晚期体力活动明显受到限制，并出现充血性心力衰竭的症状。

DCM的体征为心脏中度至重度扩张，可有心脏杂音，心率大于110次/min时可听到舒张期杂音。晚期严重的患者可出现充血性心力衰竭的体征。10%~30%的患者可能发生房颤，心脏超声显示DCM患者的心脏大小是正常人的两倍。

（陈　龙　许海峰）

6. 扩张型心肌病诊断标准是什么？

临床上DCM诊断标准为具有心室扩大和心肌收缩功能降低的客观证据：①女性左心室舒张末内径（LVEDd）>5.0 cm，男性LVEDd>5.5 cm（或大于年龄和体表面积预测值的117%，即预测值的2倍SD+5%）；②LVEF<45%（Simpsons法）和左心室缩短速率（LVFS）<25%；③最为科学的是单位体表面积的LVEDd>2.7 cm/m^2，体表面积（m^2）=0.006 1×身高（cm）+0.012 8×体重（kg）-0.152 9。除了超声心动图检查外，其他检查如X线、心脏同位素、心脏计算机断层扫描等均有助于DCM诊断。值得指出的是，诊断DCM时需要排除高血压、缺血性心脏病、心脏瓣膜病、先天性心脏病、心包疾病、肺心病、中毒性心肌病等疾病。

（陈　龙　许海峰）

7. 扩张型心肌病如何诊断？应与哪些疾病相鉴别？

DCM的诊断并不困难，凡是不明原因的心脏扩大，尤其是心脏超声检查提示DCM的特征改变，就可以诊断；中青年人出现心力衰竭、心律失常或心脏扩大者应考虑有心肌病的可能。在DCM的早期心脏尚未明显扩张时，须和病毒性心肌炎、风湿性心肌炎及其他心肌炎相鉴别。DCM中晚期须与下列心脏病相鉴别：

（1）风湿性心脏病：DCM常有多心腔同时扩大；风湿性心脏病则多以左

房、左室或右室增大为主。超声心动图有助于区别。

（2）心包积液：DCM心脏扩大的外形和心包积液心脏的外形非常相似，呈球形，所以X线检查不易区别。超声检查不难将两者区分，心包内有多量液体暗区说明是心包积液，心脏扩大则是心肌病。但是必须注意心肌病时也可有少量心包积液，但不足以影响心脏的体征与功能，只是超声发现。这点有助于鉴别。

（3）高血压性心脏病：高血压性心脏病患者常伴随眼底、尿常规、肾功能的改变，而DCM一般没有这些相应改变。

（4）冠心病：中年以上患者，若有心脏扩大、心律失常或心力衰竭而无其他原因者应同时考虑冠心病和心肌病的可能。一般来讲，有高血压、高血脂、糖尿病等冠心病的易患因素，室壁活动呈节段性异常有助于诊断冠心病。需要注意的是，近年来将冠心病引起心脏长期广泛缺血而纤维化，逐渐发展为心功能不全的阶段称为"缺血性心肌病"，对这种疾病尤其是"充血型缺血性心肌病"更不易鉴别，须做冠状动脉造影才能区别。

其他还有先天性心脏病、继发性心肌病也须根据病史、体征、超声心动图、X线、心电图等检查手段进行鉴别诊断。

（陈　龙　许海峰）

8. 什么是肥厚型心肌病？

肥厚型心肌病（hypertrophic cardiomyopathy，HCM）为一种遗传性心肌病，以室间隔非对称性肥厚为解剖特点，是青少年运动性猝死的最主要原因之一。目前认为，HCM是一种以心肌肥厚为特征的心肌疾病，主要表现为左心室壁增厚，通常指二维超声心动图测量的室间隔或左心室壁厚度≥15 mm，或者有明确家族史者厚度≥13 mm，通常不伴有左心室腔的扩大，需排除负荷增加如高血压、主动脉瓣狭窄和先天性主动脉瓣下隔膜等引起的左心室壁增厚。

根据血流动力学的不同，临床上将HCM分以下几型：

（1）梗阻性肥厚型心肌病：安静时左心室流出道与主动脉峰值压力阶差（left ventricular outflow tract gradient，LVOTG）≥30 mmHg，主要病变是主动脉瓣下狭窄，左室流出道梗阻。也有人称之为"特发性肥厚型主动脉瓣下狭窄"。

（2）非梗阻性肥厚型心肌病：安静或负荷时 LVOTG < 30 mmHg，主要病变只是心脏弥漫性肥厚，没有左室流出道梗阻。

（3）隐匿梗阻性肥厚型心肌病：安静时 LVOTG 正常，负荷运动时 LVOTG ≥ 30 mmHg。

根据肥厚部位分型：

（1）心室间隔肥厚型心肌病：此型最多见，约占 HCM 中的 90%。其中 1/3 累及心室间隔基底部，构成主动脉瓣下狭窄；1/3 为整个心室间隔肥厚；1/3 肥厚的室间隔延长至乳头肌。心室间隔与左心室后壁厚度之比 > 1.3，称为"不对称性肥厚型心肌病"。

（2）其他非常少见的还有心尖肥厚型心肌病、腱索或乳头肌肥厚型心肌病、单心室或者单心房肥厚型心肌病。

（宋　飞　施　诚）

9. 肥厚型心肌病的病理学特点是什么？

HCM 可分为对称性和非对称性心肌病。非对称性心肌病为室间隔增厚并突向主动脉瓣下方而引起主动脉瓣狭窄。在收缩期，二尖瓣前叶冲击主动脉瓣下方增厚的室间隔，引起冲击经过部位的心内膜增厚，下缘变锐利，该病变为二尖瓣前叶的镜像，传统认为是 HCM 的特征性表现。二维超声心动图可见非对称性心肌肥厚、室间隔肥厚、室间隔厚度明显大于左心室游离壁厚度。在左室流出道梗阻、严重梗阻时可见二尖瓣前叶及腱索收缩期前向运动（SAM 现象），并可出现二尖瓣返流。对称性肥厚型心肌病占 1/3，其特征为左心室向心性肥厚，这种现象在高血压及主动脉瓣狭窄者均可出现，因此临床上应进行区别。

（宋　飞　施　诚）

10. 肥厚型心肌病有哪些临床症状和体征？

1. 临床症状

半数以上患者无明显症状，而有些患者首发症状就是猝死。常见的症状主要有：

（1）呼吸困难：90% 以上有症状的 HCM 出现劳力性呼吸困难。一般阵发性呼吸困难及夜间呼吸困难较少见，一旦发生，表明已发生心力衰竭，预后不良。

（2）心前区疼痛：大约1/3的患者出现心前区疼痛，常于劳累后出现。胸痛一般持续时间较长，多超过半小时，类似心绞痛，可典型或不典型，含化硝酸甘油后症状加重。主要与肥厚心肌需氧增加而冠状动脉供血不足，舒张储备不足，心室壁内张力增高，室壁内冠状动脉受压而冠脉血流减少及存在心肌桥等因素有关。国内李靖等人对151例住院的HCM患者行冠状动脉造影显示，冠状动脉肌桥的发生率为19.2%，多见于年轻患者；冠状动脉狭窄的发生率仅为13.2%，多见于年龄偏大者。因此，对怀疑冠心病，特别是有明显心前区疼痛症状的患者，应行冠状动脉造影检查，明确冠脉病变情况。

（3）头晕和晕厥：15%~25%的HCM患者至少发生一次晕厥，约20%的患者主诉发生过黑蒙或短暂性头晕。多于活动或情绪激动时发生，是由于心率加快，使原已舒张期充盈不佳的左心室舒张期进一步缩短，加重充盈不足导致的。另外，心肌收缩加强，流出道梗阻加重，均使心排血量减少，致血压下降及心律失常（尤其是室性心律失常）导致头晕，严重者出现晕厥。

（4）猝死：已证实，HCM是儿童及青年人猝死的常见原因，约占50%。恶性心律失常、流出道压力阶差>50 mmHg为猝死的危险因素。

2. 体征

梗阻性肥厚型心肌病患者胸骨左缘第3~4肋间可闻及粗糙的喷射性收缩期杂音。约50%患者心尖区可闻及吹风样收缩期杂音。非梗阻性肥厚型心肌病的体征不明显。心脏杂音的特点为：增加心肌收缩力或减轻心脏前负荷的因素（如做Valsalva动作、给予硝酸甘油、应用强心药或取站立位等）可使杂音增强；而减弱心肌收缩力或增加心脏前负荷的因素（如给β受体阻滞剂、下蹲等）可使杂音减弱。

（宋　飞　施　诚）

11. 肥厚型心肌病患者应做哪些检查？

HCM的诊断和分型主要依靠以下几种检查方法：

（1）胸部X线：心脏增大多不明显。如有心衰，心脏可明显增大。

（2）心电图：① 80%以上的患者出现非特异性ST-T改变，少数心尖肥厚型心肌病，胸前导联（以V_3、V_4为轴心）有巨大倒置T波；② 20%~

50%的患者有深而窄的异常 Q 波，常涉及 V_2—V_6 或 I、aVL、II、III、aVF 导联；③ 左室肥厚；④ 可有各种心律失常，包括室性心律失常、房颤、房室传导阻滞及束支传导阻滞，以室性早搏多见。

（3）动态心电图：所有 HCM 患者均应行 24～48 小时动态心电图监测，以评估室性心律失常和猝死风险，判断心悸或晕厥的原因。

（4）超声心动图：典型梗阻性肥厚型心肌病可有以下 5 项表现。① 室间隔明显肥厚，室间隔厚度与左室游离壁厚度之比≥（1.3～1.5）:1，舒张期室间隔厚度≥15 mm；② 二尖瓣前叶收缩期前移贴近室间隔；③ 左室流出道狭窄；④ 主动脉瓣收缩中期呈部分性关闭；⑤ 彩色多普勒血流显像示 LVOTG≥30 mmHg。

非梗阻性肥厚型心肌病室间隔明显增厚，室间隔厚度与左室游离壁厚度之比≥1.3:1。

心尖肥厚型心肌病肥厚病变集中在室间隔和左室近心尖部，心电图示 I、aVL、V_4—V_6 导联 T 波对称性倒置，约占 HCM 的 25%；心室造影示左心室腔变形，左心室呈"黑桃"样改变；超声心动图示心尖部厚度>12 mm。

（5）运动负荷检查：对静息时无左心室流出道梗阻而有症状的患者，可做运动负荷检查，以排除隐匿性梗阻。

（6）磁共振心肌显像：对 HCM 的诊断和评估极为有用。常用于超声心动图难以确诊的患者，尤其适用于有心尖肥厚者。对梗阻性肥厚型心肌病可明确显示流出道梗阻和二尖瓣前叶前向运动。

（7）心导管检查和冠状动脉造影：心导管检查可显示左心室舒张末期压力增高，有左心室流出道狭窄者在心室腔与流出道之间存在收缩期压力阶差，心室造影显示左心室变形，可呈香蕉状、犬舍状或纺锤状（心尖部肥厚时）。冠状动脉造影多无异常，对于排除那些有疑似心绞痛症状和心电图 ST-T 改变的患者有重要鉴别价值。

（宋 飞 施 诚）

12. 肥厚型心肌病如何诊断？应与哪些疾病相鉴别？

1. HCM 诊断标准

符合以下任何一项者，可诊断为 HCM：1 项主要标准＋排除标准；1 项主要标准＋次要标准③即阳性基因突变；次要标准②和③；次要标准①和③。

（1）主要标准：超声心动图左心室壁和/或室间隔厚度超过15 mm；组织

多普勒、磁共振发现心尖、近心尖室间隔部位肥厚,心肌致密或间质排列紊乱。

(2) 次要标准:① 年龄 35 岁以内,12 导联心电图 Ⅰ、aVL、V_4—V_6 导联 ST 下移,深对称性倒置 T 波;② 二维超声室间隔和左室壁厚 11~14 mm;③ 基因筛查发现已知基因突变,或新的突变位点,与 HCM 连锁。

(3) 排除标准:系统疾病、高血压病、风湿性心脏病二尖瓣病、先天性心脏病(房间隔、室间隔缺损)及代谢性疾病伴发心肌肥厚;运动员心脏肥厚。

2. 家族性肥厚型心肌病(familial hypertrophic cardiomyopathy,FHCM)诊断标准

符合以下任何一条均可诊断为 FHCM:① 除本人(先证者)外,三代直系亲属中有两个或两个以上被确诊为 HCM 或 HCM 致猝死者;② HCM 患者家族中,两个或两个以上的成员发现同一基因,同一位点突变,室间隔或左室壁厚度≥13 mm,青少年成员 11~14 mm;③ HCM 患者及三代亲属中有与先证者相同基因突变位点,伴或不伴心电图和超声心动图异常者。

3. HCM 的鉴别诊断

(1) 高血压性心脏病:有长期的高血压病史,常伴有眼底、肾功能异常等动脉硬化的临床指征。心脏超声检查没有 HCM 的特征表现,尽管有少部分患者可能有心室间隔增厚,与左室游离壁的厚度之比≥1.3,但不伴有其他 HCM 的超声特点。

(2) 冠心病:冠心病患者年龄多 40 岁以上,有冠心病的易患因素,如原发性高血压、高脂血症、长期吸烟、糖尿病等。冠心病患者的心室间隔可以增厚,但很少见;可能有室壁节段性运动异常;没有 HCM 的超声心动图特征。

(3) 主动脉瓣狭窄:超声心动图可以明确病变部位。

其他如先天性主动脉瓣狭窄、先天性室间隔缺损、动脉导管未闭等疾病都各有特点,借助超声心动图、心电图、心导管等技术,可以和 HCM 相鉴别。

(宋 飞 施 诚)

13. 什么是心尖肥厚型心肌病?

心尖肥厚型心肌病属 HCM 范畴,属遗传性心肌病,主要是由于编码心肌肌小节蛋白的基因发生变异所致。欧美心尖肥厚型心肌病占同期 HCM 的 2.4%，亚洲为 8%～24%。

左心室流出道指的是从左室心尖部至主动脉根部之间的通道。依肥厚心肌分布情况，梗阻可发生在左心室流出道不同部位，发生在左心室流出道的前端即二尖瓣水平梗阻，发生在左心室流出道的中部梗阻，也可发生在左心室流出道的下部。如梗阻发生在左心室流出道下部，称心尖肥厚型心肌病，由于肥厚的心肌占心室腔容积比例不大，因此不伴动力性梗阻及压力阶差，约 1/2 的患者临床症状不明显，可正常生活和工作。该病中晚期会出现胸闷、胸憋气短、心前区不适等症状，这与左室舒张期顺应性降低，舒张功能障碍有关。其心电图有以下典型改变：① 各导联 T 波倒置 > 0.1 mV，以 V_4—V_5 明显，T 波 V_4 > V_5，T 波倒置程度与心尖肥厚程度呈正相关；② 左室高电压，R_{V5} > 2.5 mV，R_{V5} + S_{V1} > 36 mV；③ R_{V3}—R_{V5} 明显升高，一般 R_{V3}—R_{V4} > R_{V5}，此可与左室肥厚相鉴别；④ QT 间期明显延长，但无 Q 波；⑤ 可伴胸导联 ST 段下降，以 V_3—V_5 明显。临床上有上述心电图改变，尤其 V_3—V_5 T 波倒置明显者应常规做超声心动图检查；超声心动图显示为其左室长轴切面可见心尖室间隔及左室下后壁增厚，心尖腔呈铲形改变。如超声心动图不能确定诊断，可行心脏左室造影检查，左室造影右前斜位 30°心脏舒张期左心室腔呈"黑桃"形是心尖肥厚型心肌病特征之一。

（宋　飞　施　诚）

14. 什么是限制型心肌病？

限制型心肌病是心肌病中最少见的一种疾病，其特征为舒张期心肌松弛障碍，可分为原发性和遗传性两种。病因为心肌病变发生浸润或纤维化使心脏变得僵硬，临床及血流动力学特征与慢性缩窄性心包炎相似。原发性限制型心肌病包括心内膜心肌纤维化、Loeffler 心内膜炎和特发性限制型心肌病。继发性限制型心肌病较为常见，包括心脏淀粉样变和糖原贮积症，临床以淀粉样变常见。

（李团叶　许海峰）

15. 限制型心肌病主要有哪些临床症状？

限制型心肌病患者由于心肌病变发生浸润或纤维化，心肌变得僵硬，致心脏舒张期心肌松弛障碍，使心室腔变小，心室顺应性减低，血液回流障碍，心排血量下降。该疾病患者由于不能通过心动过速来增加心排血量，故常对运动不耐受，表现为活动后乏力、呼吸困难，部分患者可表现为劳力性胸痛。由于回心血量减少可致中心静脉压增高，伴周围性水肿、肝大、腹水及全身水肿，临床表现类似于慢性缩窄性心包炎表现。累及左心室时症状常不典型，累及左右心室时，左右心室的症状可并存，但以右心受累的症状为主要表现。

（李团叶　许海峰）

16. 限制型心肌病应如何诊断？如何与慢性缩窄性心包炎鉴别？

尽管限制型心肌病的临床及血流动力学特征与慢性缩窄性心包炎相似，二者鉴别困难，但通过超声心动图、心导管检查及病理检查一般可以进行鉴别。

限制型心肌病与慢性缩窄性心包炎在超声心动图上有以下几个方面的区别：

（1）心房增大：限制型心肌病患者因心房压力长期显著增高，故左右心房显著扩大，而缩窄性心包炎患者心房可增大，但不如限制型心肌病那样增大明显。

（2）室间隔随呼吸摆动：缩窄性心包炎时，心包纤维化、增厚和粘连，将心脏包围在一个容积相对固定的空间中，在此情况下一侧心室的增大将导致另一侧心室缩小。吸气时因胸腔压力降低，静脉回流增加，导致右心室扩大和左心室缩小；呼气时相反。此种左右心室的容积随呼吸运动而交替改变的现象是缩窄性心包炎的一个特征性表现。超声心动图检查可见室间隔吸气时向左室移动，呼气时移向右室。

（3）室间隔切迹：由于缩窄性心包炎心包纤维化、增厚粘连，失去顺应性，舒张早期心室尚可快速充盈，但当容量达到心包所能耐受的极限时，舒张期充盈将突然受限，加上左右心室的充盈速度轻度不对称，使室间隔两侧压力差迅速改变，导致室间隔位置的突然快速移动，在 M 型超声心动图上可见室间隔于舒张早期突然急促后移，显示为切迹样改变。

（4）心包形态：慢性缩窄性心包炎时心包增厚，回声增强，心包各部分增厚不均匀，钙化区有声影形成。

缩窄性心包炎和限制型心肌病脉冲多普勒超声心动图房室瓣口血流状况比较见表2-2。

表2-2 缩窄性心包炎和限制型心肌病经房室瓣口血流频谱

		缩窄性心包炎		限制型心肌病	
		吸气	呼气	吸气	呼气
二尖瓣	E峰速度	下降	增大	不变	不变
	左室等容舒张时间（IVRT）	延长	缩短	不变或缩短	不变
	E峰减速时间	缩短	不变	不变	缩短
三尖瓣	E峰速度	增大	下降	增大	下降
	E峰减速时间	不变或缩短	不变或缩短	缩短	延长

缩窄性心包炎和限制型心肌病静脉血流状态见表2-3。

表2-3 缩窄性心包炎和限制型心肌病静脉血流变化比较

	缩窄性心包炎	限制型心肌病
中央静脉回流	DF≥SF	DF≥SF
	DF呼气时下降，吸气时上升，呼气时心房收缩增强，见少许返流	DF呼气时下降，吸气时上升，吸气时心房收缩增强，见少许返流
肺静脉回流	SF≤DF（平均SF/DF=0.9）	SF＜DF（平均SF/DF=0.4）
	显著呼吸改变，呼气时DF和SF显著上升；吸气时DF和SF显著下降	随呼吸稍有改变，吸气时DF上升

注：DF为舒张期血流速度；SF为收缩期血流速度。

（李团叶 许海峰）

17. 什么是缺血性心肌病？

缺血性心肌病是一种由冠心病引起的严重心肌功能失常的心肌病。在过去有关心肌病的定义中，通常不包括由心肌缺血引起者。其实，因心肌缺血引起心肌变性、坏死和纤维化等改变，并导致严重的心肌功能失常的患者，应该属于心肌病患者的范畴。这种临床综合征并不少见，只是没有明确心绞痛或心肌梗死既往史的患者不易与原发性充血型心肌病患者相区别。

心肌缺血由冠状动脉粥样硬化病变引起的最为多见，其次为冠状动脉痉挛，较少见的原因还有冠状动脉内栓塞、冠状动脉先天异常和冠状动脉血管炎等。在临床实际中，缺血性心肌病主要是指由冠心病心肌缺血引起的疾病。

缺血性心肌病主要表现为心室收缩期或舒张期功能失常，或者两者兼而有之。这种心室功能损害可以是急性的（可逆的），也可以是慢性的，或者在慢性的基础上急性发作。急性心室功能损害通常由暂时性心肌缺血引起；慢性心室功能损害则常由冠状动脉粥样硬化性狭窄造成的散在性或弥漫性心肌纤维化所引起，而无其他病因存在。

缺血性心肌病的临床表现可以有很大不同。其最常见和最明显的表现形式是患者具有严重心功能失常的症状和体征，与其他充血性心肌病相似，但患者既往多半有过心肌梗死。相反地，另一些患者则有限制型心肌病的症状和体征，同时会有冠状动脉病变的线索可寻。

这些不同的临床表现是由于心肌缺血对心肌的损害程度、对心室收缩期和舒张期功能的影响有许多不同的缘故。

（李团叶　许海峰）

18. 缺血性心肌病与原发性扩张型心肌病超声如何区别？

缺血性心肌病是由于冠状动脉粥样硬化所致长期心肌缺血而引起的心肌纤维化，并由此而形成的心脏结构改变和功能衰竭的临床综合征。其症状、体征与原发性扩张型心肌病十分相似，因其缺乏特异性，所以临床上二者易混淆。可从以下方面进行鉴别：

（1）心脏形态学特点：原发性扩张型心肌病系由于心肌呈弥漫性损害，心肌松弛，张力降低，心肌普遍性扩大，室壁广泛受累呈弥漫性活动减弱。而缺血性心肌病心肌缺血部位与受累的冠状动脉分支多少及分布范围有关，心肌扩大程度有限，常以左心房、室增大为主，室壁运动呈节段性减弱，缺血严重部位的心肌坏死纤维化，局部变薄形成室壁瘤，心脏彩超上可出现矛盾运动或运动消失。

（2）血流动力学特点：扩张型心肌病由于心脏普遍性扩大，使瓣环扩张而产生多瓣膜的返流且程度严重。缺血性心肌病病变多为区域性，以左房室腔扩大为主，继发的瓣环扩大多见于二尖瓣，所产生的瓣膜返流较轻，多瓣膜返流较少见。

（3）心功能特点：扩张型心肌病因心肌广泛弥漫性病变，心肌收缩无力，在早期即可表现为心脏收缩功能明显减低，射血减少，表现为左室射血分数、每搏量等参数值均明显降低。多数患者在疾病早期就合并有程度较重的二尖瓣返流，因而左室舒张功能参数值往往具有"正常化"特点。缺血性心肌病以局部心肌缺血坏死为主，心肌内存在纤维瘢痕组织，故常表现为左室顺应性减低，左室舒张功能障碍，此为缺血性心肌病的主要病理特点。另外，由于缺血性心肌病缺血部位侧支循环建立，改善了缺血心肌的供血状况，因而心肌可保持一定的收缩功能。

（李团叶　许海峰）

19. 什么是充血型缺血性心肌病？

充血型缺血性心肌病是缺血性心肌病的一种，主要是以收缩功能障碍，伴或不伴舒张功能障碍的心肌病变。常见于中、老年人，男性居多。其症状一般是逐渐发生的，主诉常为劳累性呼吸困难，严重者可有端坐呼吸和夜间阵发性呼吸困难等左心衰竭的症状。此外，疲乏和虚弱比较常见。外周水肿和腹胀多见于疾病的晚期。

心绞痛是充血型缺血性心肌病的临床症状之一，但是随着心力衰竭的逐渐加重，心绞痛发作可逐渐减少，甚至消失。心绞痛并不是心肌缺血的准确指标，也不是劳累时发生呼吸困难的心功能失常的准确指标。有的患者从一开始就可能没有心绞痛和心肌梗死的病史，但患者这种无症状性心肌缺血可一直存在，直到发生充血型心力衰竭才来就诊。有时该病难以与特发性充血型心肌病相区别。

（李团叶　许海峰）

20. 充血型缺血性心肌病应如何诊断？与哪些心肌病鉴别？

1. 充血型缺血性心肌病诊断的主要依据

（1）心绞痛：心绞痛症状可轻可重，有的患者心衰加重时，心绞痛有时反而减轻。

（2）有充血性心力衰竭的症状，如心慌、气短、端坐呼吸、夜间阵发性呼吸困难等。

（3）既往有明确冠心病史，即心绞痛或者心肌梗死史。

需要注意的是，有一少部分冠心病患者，尤其是老年患者，从发病开始就没有心绞痛和心肌梗死的临床症状，这种无症状性心肌缺血不容易被发现，直到发生充血型心力衰竭才引起重视，特别容易漏诊。在临床中应当高度警惕这种情况，以便及时发现，及时治疗。

2. 充血型缺血性心肌病的鉴别诊断

（1）充血型缺血性心肌病主要应和原发性扩张型心肌病相鉴别。两者之间有许多相似之处，但是充血型缺血性心肌病的基础是冠心病，与病因不明的原发性扩张型心肌病截然不同。因此有冠心病易患因素的存在，特别是对40岁以上的患者，多考虑充血型缺血性心肌病。

（2）充血型缺血性心肌病还应和原发性肥厚型心肌病相鉴别。两者都可有心绞痛的病史，缺血性心肌病的患者42%～92%有心绞痛发作史，而原发性肥厚型心肌病的患者只有约20%有心绞痛发作史。超声心动图有助于两者间的区别。

对鉴别诊断十分困难的病例，有时只有通过冠状动脉造影检查才能确立诊断。

（李团叶　许海峰）

21. 什么是限制型缺血性心肌病？

限制型缺血性心肌病是缺血性心肌病的一种，也称"硬心综合征"，主要是以左室舒张功能异常为特点。实际上，在缺血性心肌病中，以充血型缺血性心肌病多见，限制型缺血性心肌病则较少见。

限制型缺血性心肌病的患者常有活动后心慌、呼吸困难和心绞痛发作，所以患者的活动受到很大限制。患者可以不发生心肌梗死，但可因反复发生肺水肿而住院。X线检查有肺水肿征象，但没有心脏扩大；心电图检查也没有左室肥厚的依据。肺水肿消退后，心导管检查仍可发现左室舒张末压轻度增加、舒张末期容量增加和射血分数轻度减低。冠状动脉造影检查常有两支以上的弥漫性血管病变，心室造影显示心室普遍性轻度收缩力减低，无室壁瘤、局部室壁运动障碍和二尖瓣反流等。

限制型缺血性心肌病在急性心肌梗死期间，也有一部分患者虽然发生了肺淤血或者肺水肿，但可以有正常或接近正常的左室射血分数，说明这些患者的心功能异常主要是以舒张功能失常为主的。

一般情况下，限制型缺血性心肌病患者的心脏可以是正常的，但左室有异常的压力-容量关系。就是因为这种异常，患者在静息和既定的心室容量时，左室舒张末压力高于正常。在急性心肌缺血发作时，心室顺应性进一步下降，心室顺应性的下降其实就是心室僵硬度的增加，僵硬度增加的结果是左室舒张末压增加到足以引起肺水肿的程度，而收缩功能可以正常或者仅轻度受损。

（李团叶　许海峰）

22. 什么是糖尿病性心肌病？

人们在诊治糖尿病的过程中早就注意到部分糖尿病患者无高血压，也无冠心病，但在糖尿病后期可发生心脏扩大、心脏功能不全和心律失常。直到1974年Hamby等人才将糖尿病后期出现的心脏并发症命名为糖尿病性心肌病（diabetic cardiomyopathy）。

糖尿病性心肌病是糖尿病并发心脏微血管病变和心肌代谢紊乱所致的心肌损害，属继发性扩张型心肌病范畴。糖尿病性心肌病是由于长期糖、脂代谢障碍，组织缺氧，严重影响心肌、血管内皮等组织的代谢，心肌内微血管发生广泛病变，表现为细小动脉内膜增生、管腔变窄，使收缩功能下降，大量糖蛋白沉积，从而影响毛细血管交换功能。心肌糖蛋白、胶原纤维、甘油三酯及胆固醇的沉积使心肌细胞肥大、变性、灶性坏死、间质纤维化，心肌弥漫性纤维素形成伴心脏自主神经病变使心率加快，从而使心肌顺应性下降，导致心脏舒张及收缩功能障碍。

（刘锡燕　薛宪骏）

23. 糖尿病性心肌病临床特点是什么？

糖尿病性心肌病临床上以左心室肥厚及舒张功能减退为主要表现，随病程进展发生收缩功能不全心衰及全心衰竭。值得注意的是，糖尿病性心肌病主要临床特点是心力衰竭发生率高，明显高于冠心病及高血压。Framingham研究表明，男性糖尿病患者心衰发生率较对照组高2.4倍，女性为5.1倍。当合并有冠心病、高血压等疾病时，其心衰发生率更高，男性为3.8倍，女性为5.6倍，而且不论1型糖尿病还是2型糖尿病均可出现心力衰竭。

（刘锡燕　薛宪骏）

24. 糖尿病性心肌病诊断标准是什么？

糖尿病性心肌病目前尚无统一的诊断标准，以下条款可作诊断参考：

（1）有明确糖尿病史（尤其是 1 型糖尿病）。

（2）心功能障碍，早期表现为亚临床的舒张功能异常，心脏扩大者伴收缩功能障碍。

（3）心力衰竭临床表现，左心功能不全或全心功能不全。

（4）胸片及超声心动图显示心脏增大，收缩幅度减小。

（5）排除引起心衰的其他原因，如冠心病、高血压等。

（6）心内膜心肌活检发现微血管病变及 PAS 染色阳性可确定诊断。

（7）伴其他靶器官微血管病变，如糖尿病视网膜病变、糖尿病肾病、周围血管病变和神经病变等可间接支持诊断。

（8）经强化病因治疗及对症支持治疗症状可明显好转，其预后较原发性扩张型心肌病好。

（刘锡燕　薛宪骏）

25. 什么是尿毒症性心肌病？其诊断标准是什么？

慢性肾功能衰竭患者有较高的心血管病发生率。多少年来，人们早已注意到尿毒症毒素可致特异性心肌功能障碍，患者可表现为心脏扩大、心脏射血分数下降、慢性心功能不全、心律失常及心源性猝死。有人对 160 例尿毒症患者病死后尸解发现，91% 的患者有不同程度的心肌间质纤维化及心肌肥厚，且尿毒症的心肌纤维化远比原发性高血压或糖尿病患者严重，并随透析时间延长而加重，这种心肌纤维化和高血压、贫血、糖尿病、心脏增大等因素无关，而与尿毒症本身密切相关。后来人们将慢性肾功能不全出现的心肌病变称为尿毒症性心肌病。依心脏的病理变化、超声心动图检查，尿毒症性心肌病可分为 DCM 与 HCM 两大类。DCM 表现为心室腔明显增大，而心室壁无相应增厚，其超声心动图表现为"一大二小三薄四弱"，即各心腔均扩大，瓣膜活动度小，室壁变薄，心室舒缩功能减弱。HCM 表现为以左心室壁增厚为主，左心室重量增加，收缩功能常为正常。超声心动图上依心肌肥厚程度与部位的不同将 HCM 分为三种类型：3/5 为向心性肥厚，2/5 为偏心性肥厚，极少数为非对称性心肌肥厚。

尿毒症性心肌病的诊断标准是有呼吸困难或周围性水肿和心脏增大病史，以及在保持"干"体重时仍有持续或反复的心力衰竭，再加上以下 4 个条件中的 2 条即可诊断为尿毒症性心肌病：①颈静脉压升高；②双肺湿啰音（非感染性）；③肺静脉压升高；④肺间质水肿。

（刘锡燕　罗英饰）

26. 尿毒症性心肌病的临床特点是什么？

尿毒症性心肌病的特点为慢性肾功能不全发生在前，心肌病变出现在后，其临床特点是胸痛、胸憋、心悸、气短、心脏扩大、左室射血分数及心排血量降低，伴传导阻滞为主的心律失常。重者可有颈静脉怒张、奔马律、肺水肿、肝大、肢肿等心功能不全体征，严重者可发生猝死。X 线检查示心影增大。超声心动图检查示左房、左室内径增大，室间隔厚度增加，A/E 峰比值降低，可伴或不伴心包积液。心电图及动态心电图表现为左心室肥厚，ST-T 缺血性改变及各种类型的心律失常。心肌活检可发现心肌细胞肥大、变性、间质纤维化。血生化检查除尿素氮、肌酐、血脂等增高以外，还可见 BNP、ANP、内皮素、肌钙蛋白 I、肌钙蛋白 T 等增高。如患者肌钙蛋白 I、肌钙蛋白 T 增高明显，表示该患者心肌损害较重，预后不良。

（刘锡燕　罗英饰）

27. 什么是围产期心肌病？

围产期心肌病符合 DCM 诊断标准，在妊娠最后一个月（晚期）或产后 5 个月（数月）内发病，以心功能不全为其特征。围产期心肌病确切病因不明，但与孕期相关因素的相互作用有关，如增加血流动力学压力、血管活性激素、胎儿期微嵌合体以及共同导致围产期心肌病发展的原发性免疫与遗传环境等。也与年龄大于 30 岁、肥胖、多次妊娠、高血压、黑人等因素有关。研究发现，围产期心肌病的发病距分娩越近，病情越重；距分娩越远，病情越轻。其发病占全部心肌病的 5%，女性心肌病的 10%～13%。50%～60% 的患者常在产后 6 个月内临床症状和心功能完全恢复，其余转为慢性心衰或死亡。

（刘锡燕　罗英饰）

28. 围产期心肌病有哪些临床症状与体征？

围产期心肌病的发病时间大多在产前 1~4 周内或者产后 5 个月内，患者无明显诱因出现咳嗽、气短、呼吸急促、心悸、不能平卧，甚至咯血等症状。

心力衰竭是围产期心肌病的基本症状，多以左心衰竭为主，也可表现为全心衰竭；有体静脉系统和肺静脉系统的淤血征象，表现为肺淤血、肝淤血及下肢浮肿等。另外，栓塞也是常见并发症之一，以肺动脉栓塞多见，还可以发生脑动脉栓塞、四肢动脉栓塞、肠系膜动脉栓塞等。

围产期心肌病的心脏体征主要有心尖部第一心音减低，常伴有 2~3 级的全收缩期杂音，也常出现舒张期杂音和各种心律失常；血压可以正常也可以有轻度升高；眼底多见有小动脉痉挛及静脉怒张，也可能有视网膜水肿、出血、渗出或视神经乳头模糊不清。

（刘锡燕　罗英饰）

29. 围产期心肌病应做哪些检查？

围产期心肌病和其他心肌病一样，应常规做检查，如血、尿、便、生化常规检查，心电图及 X 线检查，尤其是超声心动图检查在围产期心肌病的检查中是极为重要的检查项目。超声心动图可显示左室射血分数或左室短轴缩短率降低，符合左室收缩功能不全表现，一般无心肌肥厚征象，有的患者可能出现心腔内附壁血栓。心电图检查可显示非特异性心肌损伤，如 ST 段压低，T 波低平或倒置，Q-T 间期延长，低电压，左心室肥厚，也有的是左室肥厚伴劳损，可有各种心律失常发生。X 线检查可以发现心脏向两侧普遍增大，以左心室增大明显，心脏搏动减弱，肺部有淤血征象，严重者可见间质性肺水肿。实验室检查血常规可有轻度至中度贫血，白细胞总数及中性粒细胞数增高，红细胞沉降率加快，尿常规检查多数患者有轻度蛋白尿，少数患者还可有少量红细胞及颗粒管型。

（刘锡燕　罗英饰）

30. 围产期心肌病应如何诊断？

围产期心肌病的诊断并不难，一般符合以下四条者就可以确诊：

（1）在产前 1～4 周或在产后 5 个月以内发生的心脏扩大和/或心力衰竭。

（2）排除风湿性心脏病、高血压性心脏病、冠心病、先天性心脏病、肺心病及原发性扩张型心肌病、HCM、限制型心肌病等心脏病引起的心衰。

（3）分娩前 1 个月未能显示存在基础心脏病。

（4）超声心动图显示射血分数或左室短轴缩短率降低，并符合左室收缩功能不全。

围产期心肌病的鉴别诊断也不难，除了以上心脏病外，还应和妊娠中毒性心脏病相区别。从发病机制及临床表现来看，两者不是一种心脏病。围产期心肌病虽然可以出现血压升高，但大多数不太高，而且也不具有妊娠中毒的高血压、浮肿、蛋白尿这三大主症；妊娠中毒性心脏病很少再发，血压往往明显升高，多具有急进性或恶性高血压的临床症状。另外，临床上围产期心肌病常被误诊为肺栓塞，因此 D-二聚体及床旁超声心动图检查十分关键，必要时还应做肺 CT 检查。

（刘锡燕　罗英饰）

31. 哪些继发性心肌病是由内分泌疾病引起的？

由内分泌疾病引起的心肌病主要有以下三种：

（1）甲状腺功能亢进性心肌病：甲状腺功能亢进时，分泌过量的甲状腺激素，能对心脏产生明显的兴奋作用，使心率增加，心脏舒张期缩短，心搏血量增加，左心室做功增加，心肌耗氧量增加，使心肌收缩力降低，最终导致心脏扩大，心功能低下，心力衰竭。甲状腺功能亢进还可使原有的心脏病，如冠心病、风湿性心脏病、先天性心脏病等加重，诱发心力衰竭。另外，年长的甲状腺功能亢进患者发生房颤或阵发性心动过速的机会比较多，1/2～1/3 的患者可有左室功能低下。

甲状腺功能亢进性心肌病的治疗主要是病因治疗，采用抗甲状腺功能亢进药物，随着甲状腺功能亢进症状的好转，心脏症状也会好转甚至消失。单纯针对心脏病变治疗疗效不佳。

（2）甲状腺功能减退性心脏病：又称黏液性水肿性心脏病。其主要临床表现为心包积液、心肌病变、心脏扩大。甲状腺功能减退时，机体代谢率减低，心肌收缩力减弱，心率下降，心肌耗氧量降低，血液循环减慢。由于代谢异常，血胆固醇增高，易发生动脉粥样硬化，最终也可能合并冠心病。

甲状腺功能减退性心脏病的治疗关键也是原发病的治疗，治疗中需注意不能过快地提高代谢率，防止诱发心绞痛发作，避免发生心力衰竭，甚至心肌梗死。

（3）肢端肥大症引起的巨大心脏：垂体前叶生长激素分泌素分泌过多，导致心肌显著肥厚，尤以左心室明显。临床表现有高血压、心脏显著扩大、充血性心力衰竭，有时发生心脏传导阻滞。目前治疗肢端肥大症的方法有药物对症治疗、放射治疗及手术部分切除。

（施　诚　张　麟）

32. 哪些继发性心肌病是由代谢性疾病引起的？

由代谢性疾病引起的继发性心肌病多见于以下五种：

（1）糖尿病性心肌病：糖尿病性心肌病的发病机制，多数人认为是由于糖尿病并发小冠状动脉硬化，结果引起心肌弥漫性纤维化，从而使心肌受损而导致心肌病。临床表现为心肌损伤，心律失常，心脏扩大，甚至心力衰竭。

糖尿病性心肌病的治疗主要是治疗糖尿病，改善心肌供血及心肌代谢，减轻心脏负荷。

（2）家族性糖原累积症：又名"家族性糖原贮积症"，是一种罕见的隐性遗传性疾病，主要特点是糖原贮存异常，糖原合成或分解障碍，糖原大量沉积于组织中。这是因缺乏分解糖原的溶酶体酶造成的，导致糖原累积在不同的组织器官中间。家族性糖原累积症大概分十几型，与心肌病有关的是第二型，也叫作 Pompe 氏病，患者可全身组织受累，出现肌张力减低、心脏扩大、心力衰竭、心律失常、呼吸衰竭等。Pompe 氏病的治疗只有一般对症处理，尚无特效疗法。

（3）脚气性心脏病：主要是由于缺乏维生素 B_1，红细胞的转酮酶作用明显受阻，从而使戊糖的积聚量比正常高三倍以上，导致丙酮酸于血液中的浓度增高，使周围小动脉扩张，舒张压降低，脉压增大，静脉回流增多，心脏负荷加重，心肌代谢异常，因此发生高排量性心力衰竭。目前这种病已不常见，偶可见于酗酒、胃肠道疾病、吸收不良、慢性腹泻、甲状腺功能亢进及其他消耗性疾病。脚气性心脏病的临床表现有心脏扩大（以右心室扩大明显）、心肌损害、心律失常等。有的患者心力衰竭突然发生，病情较急也较重。脚气性心脏病的治疗主要是补充维生素 B_1，对心脏病变一般为对症处理。

（4）酒精性心肌病：多发生于大量饮酒者，一般每天饮烈性酒，持续达10年以上。主要原因是酒精对心肌的直接毒性作用，也可能合并有其他营养缺乏。

（5）心脏淀粉样变：是一种较少见的代谢性疾病，因在我国比较少见，故不详细叙述。

值得注意的是，近年来糖尿病呈逐渐增多的趋势，因此糖代谢紊乱引起的心肌病变也呈上升趋势。调整饮食结构，合理治疗糖尿病，有利于预防糖尿病性心肌病的发生。

（施 诚 张 麟）

33. 哪些继发性心肌病是由结缔组织疾病引起的？

结缔组织疾病也有人称之为胶原性疾病，近年有逐渐增多的趋势。由结缔组织疾病引起的心肌病主要有以下五种：

（1）系统性红斑狼疮：有50%～60%的系统性红斑狼疮患者病变累及心肌、心包膜及心内膜，其中以心包炎和心肌炎多见。心内膜受累时，可发生心脏瓣膜病变，和风湿性心脏病非常相似。心肌受累时，可发生左心室肥厚或者充血性心力衰竭。诊断一般不难，患者有系统性红斑狼疮的临床表现。治疗主要是针对系统性红斑狼疮。目前还没有特别好的药物和方法。

（2）结节性多发动脉炎：心脏几乎全部受累，主要病理改变为小动脉发生原因不明的坏死性动脉炎，小动脉可呈结节状，有时形成小动脉瘤，冠状动脉可以狭窄或闭塞，因此可以出现心绞痛或急性心肌梗死、心脏扩大，甚至可以发生心力衰竭。

（3）类风湿性关节炎：目前已经充分证实类风湿性关节炎是全身性疾病，因此有人建议改为"类风湿病"。文献报道有20%～60%的类风湿病累及心脏，可引起心包炎、心包积液、心肌炎或心瓣膜病；有血清学阳性和阴性之分。不典型病例可以无关节受累，或关节表现不明显，而以心脏及浆膜腔受累为主。

（4）硬皮病：进行性硬皮病有80%～90%会累及心脏，其他还有皮肤、消化道、肺部及其他脏器弥漫性纤维化及血管炎。肺部纤维化可以发生类似肺源性心脏病的临床表现，心肌受累可发生传导阻滞及心律失常。

（5）多发性皮肌炎：有64%～75%的多发性皮肌炎或多发性肌炎累及心脏，心肌可出现间质水肿、淋巴细胞浸润、心肌纤维化及钙化等改变，常有心脏扩大,但很少发生心力衰竭。

结缔组织疾病没有特别的治疗方法,只能是一般对症支持治疗,免疫抑制剂治疗对缓解病情可能有效。累及心脏时,治疗原则同原发性心肌病。

(施 诚 张 麟)

34. 哪些继发性心肌病是由家族遗传性疾病引起的?

由家族遗传性疾病引起的继发性心肌病主要有三种:

(1) 进行性肌萎缩:发病原因不明,是一种家族遗传性疾病,有50%～85%的患者伴有心肌病,心肌可发生纤维化、变性及炎性改变,类似于骨骼肌的病理改变;心肌还可以出现肥厚或萎缩,从而导致心脏扩大,心动过速,心律失常,心力衰竭或猝死。

(2) 萎缩性肌强直:本病是一种慢性进行性疾病,以某些肌群肌肉强直和萎缩为其特征。心肌受累时,可有心脏扩大、气短、心律失常、心动过缓、心电图异常,但心力衰竭少见。

(3) 家族性共济失调:多见于儿童和青年。有30%～80%的患者合并心肌病,心肌可发生肥厚、脂肪变性、淋巴细胞浸润及间质性心肌炎,另外还可能有主动脉瓣下狭窄,心电图有束支阻滞,可出现心肌梗死的ST-T抬高。本病的诊断并不难,但治疗效果不佳,预后不良。

总之,因对原发病就没有良好的治疗方法,所以由上述疾病所致的心肌病也没有很好的治疗措施,只能是对症治疗,在尽可能的范围内延缓病情发展。

(施 诚 张 麟)

35. 什么是营养性心肌病?

营养性心肌病主要见于严重的营养不良症,在我国少见,主要见于非洲南部等地的儿童中,由于严重蛋白质缺乏及维生素缺乏引起全身浮肿,心脏扩大,低排血量性心力衰竭,可能还有肝脏纤维化。

临床表现为全身乏力,精神萎靡,活动时心慌、气短;有时下肢或全身水肿。可因肺栓塞或者全身动脉栓塞而猝死。严重时血压降低,心率减慢,全身温度不升。

心电图检查可见 QRS 波群低电压，窦性心动过缓，非特异性 ST-T 改变。常有明显 U 波，可能与低血钾有关，因为补钾后 U 波就能够消失，异常心电图可以好转，心律失常少见。

治疗采用一般对症支持疗法，补充营养，补充热量。注意纠正电解质紊乱。

早期补充营养后可以好转，晚期难以纠正。病死率较高。

（施 诚　张 麟）

36. 心肌病患者常合并哪些心律失常？

无论是原发性心肌病还是继发性心肌病，都有不同程度的心肌组织和细胞缺血、缺氧、坏死、凋亡等一系列心肌损害的表现，由此引起心脏肥厚、扩大，最终导致心功能下降、心力衰竭。在整个病程的发生、发展中，几乎所有患者都合并有心律失常，有的患者首诊就是以心律失常就诊的。心肌病患者可有各种心律失常，最常见的有以下几种：

（1）异位心律：心肌病患者常出现短阵快速室性心动过速、房颤等，尤其多见于 DCM、围产期心肌病，也可见于酒精性心肌病、限制型心肌病患者。

（2）房室传导阻滞：危及生命的是高度房室传导阻滞和三度房室传导阻滞，可见于各种心肌病，更多见于 DCM 及限制型心肌病。

（3）束支传导阻滞：多见于 DCM、围产期心肌病、限制型心肌病患者。

（4）室性早搏：可见于各种心肌病。

心肌病患者的晚期可有各种复杂的心律失常，并可能出现多种心律失常同时存在，可以反复发生，非常顽固。严重的心律失常，如高度房室传导阻滞、三度房室传导阻滞、心室颤动、窦房传导阻滞、窦性停搏等常是心肌病致死的主要原因。

（施 诚　张 麟）

37. 什么是贫血性心肌病？

贫血性心肌病多为中重度慢性贫血引起血携氧能力下降，血氧供应不足导致心脏血管结构和功能改变的一组慢病综合征。中重度贫血可导致的心血管改变如下：① 长期严重贫血可使血流携氧能力明显下降，致机体严重缺氧，为缓解机体缺氧状态,心脏必须代偿性增加心率及心排血量,心脏长期高排血量使心肌负荷增加,致心肌肥厚和心脏扩大,如不及时纠正贫血,久而久之可致心脏功能下降;② 严重慢性中重度贫血使心脏长期处于缺氧状态,致心肌脂肪变性、心肌纤维化,可使心脏储备功能减低,心脏功能下降;③ 长期严重贫血可致心肌供血不足,冠状动脉功能减退,诱发心绞痛,如患者原有冠心病,可加重心肌缺血。

患者除有贫血的一般临床症状外,还可有心悸、乏力、气短及劳累后呼吸困难症状,也可发生劳力性心绞痛,继而发生心脏扩大,窦性心动过速,心尖搏动强,血压高,脉压差大,可及水冲脉,心尖区可闻及 2～3 级收缩期吹风样杂音,部分患者可闻及第三心音。严重贫血(Hb < 5 g/L)者,可出现夜间阵发性呼吸困难、端坐呼吸。心脏可明显扩大,心尖区除可闻及收缩期杂音外,还可闻及短促舒张期杂音(相对性二尖瓣血流速度增加所致),可闻及第三心音和/或心房性奔马律,肺底部可有湿性啰音,严重者可有颈静脉怒张、肝大、下肢水肿等体循环淤血的征象。

贫血性心脏病的治疗首要措施是病因治疗。心功能代偿时,按贫血治疗,严重贫血可少量多次输血或输入浓缩红细胞悬液;若发生心功能不全,按心衰常规治疗。

(施 诚 张 麟)

38. 什么是心动过速性扩张型心肌病?

长期以来,人们就注意到长期及反复发作的心动过速可导致心脏扩张,甚至发生心力衰竭。直到 1964 年 Morgan 和 Nadas 才提出快速心律失常心肌病的概念。2006 年,美国心脏病学会及我国中华医学会心血管病分会、中华心血管病杂志编辑委员会和中国心肌病诊断治疗建议工作组才将它定义为心动过速性扩张型心肌病,归属于继发性扩张型心肌病范畴。其诊断依据为:① 符合 DCM 诊断标准;② 慢性心动过速发作时间超过每日总时间的 12% ～ 15%,包括窦房折返性心动过速、房性心动过速、持续性交界性心动过速、心房扑动、心房颤动及持续性室性心动过速等;③ 心室率多在 160 次/min 以上,少数可能仅 110～120 次/min,与个体差异有关。本病发生机制可能与以下因素有关:① 快速心律失常持续发作导致心肌能量耗竭及能量利用障碍;② 持续心动过速可致每克心肌组织血流量下降 5%,并有心肌血流储备下降;

③ 与心肌收缩储备能力下降、心肌细胞和细胞外基质重构、心肌细胞凋亡等有关。主要临床特征为：在慢性快速心律失常基础上发生心脏扩大、心力衰竭等 DCM 的表现。因此，慢性心动过速是其唯一病因，其心脏扩大和心力衰竭发生程度主要取决于心动过速的病程和心室率的快慢。有效控制快速心动过速可使心脏结构恢复正常，心功能不全改善，因此此类型心肌病是可逆的。

（施 诚 张 麟）

39. 什么是致心律失常性右室心肌病？

2011 年，美国心律学会年会联合欧洲心律学会首次正式提出致心律失常性心肌病（arrhythmogenic cardiomyopathy，ACM），定义为一种致心律失常性遗传性心肌疾病，常合并的心律失常表现包括心房颤动、传导阻滞和/或室性心律失常。ACM 诊断前需排除缺血性、高血压或瓣膜性心脏病。2019 年美国心律学会年会颁布的《致心律失常性心肌病的评估、风险分层和管理的专家共识》指出，ACM 病因包括了系统性（心脏淀粉样变和心脏结节病）、遗传性（致心律失常性右/左心室心肌病）、感染性（Chagas 病）、炎症性（心肌炎）疾病以及离子通道异常（Burgada 综合征）等疾病。其中，致心律失常性右室心肌病是最常见的 ACM 亚型。致心律失常性右室心肌病（arrhythmogenic right ventricular cardiomyopathy，ARVC）又称右室心肌病或致心律失常性右室发育不良，是一种右室发育不良导致的心肌疾病，其患病率 0.02%～0.1%，多发生于青少年，1977 年由 Fontaine 首次报道此种疾病。患者右心室常存在功能及结构异常，以右室肌，特别是右室游离壁心肌逐渐被脂肪及纤维组织替代为特征。脂肪或纤维脂肪组织主要位于流出道、心尖或左前下壁，即所谓"发育不良三角区"。ARVC 有明显家族遗传病背景，其家族发病率为 30%～50%，已发现的突变基因包括心肌雷诺丁受体基因、desmoplakin（ARVC8）、plakophilin（ARVC9）、盘状球蛋白（plakoglobin，Naxos）及 β 型转化生长因子（TGF-β，ARVC1）。上述基因中除 TGF-β 外，其他都涉及细胞桥粒板的形成，推测 ARVC 可能由细胞桥粒病变所致。ARVC 是一种以心律失常、心力衰竭及心源性猝死为主要临床表现的非缺血性心肌疾病。1995 年世界卫生组织在心肌疾病的分型中将此病列出，作为心肌病的一类。

（施 诚 张 麟）

40. 致心律失常性右室心肌病的诊断要注意什么问题？

1994 年 ESC 制定诊断 ARVC 的标准，2010 年专家组修订了 ARVC 诊断标准，包括主要标准和次要标准，将 ARVC 诊断分为 3 类：① 明确的 ARVC 诊断包括 2 项主要标准，或者 1 项主要标准加 2 项次要标准，或者 4 项次要标准；② 临界的 ARVC 诊断包括 1 项主要标准加 1 项次要标准，或者 3 项次要标准；③ 可能的 ARVC 诊断包括 1 项主要标准，或者 2 项次要标准。主要标准和次要标准见表 2-4。

表 2-4 致心律失常性右室心肌病（ARVC）诊断标准的专家共识（2010 年）

项目	主要标准	次要标准
2D 超声	右心室部分失去运动能力，运动障碍，或室壁瘤和心室舒张末期测量的下列参数之一：① 胸骨旁长轴右心室流出道直径 ≥32 mm（体表面积校正 ≥19 mm/m²）；② 胸骨旁短轴右心室流出道直径 ≥36 mm（体表面积校正 ≥21 mm/m²）；③ 区域变化率 ≤33%	右心室部分失去运动能力，运动障碍，或室壁瘤和心室舒张末期测量的下列参数之一：① 胸骨旁长轴右心室流出道直径 ≥29 mm 且 <32 mm（16 mm/m² ≤ 体表面积校正 < 19 mm/m²）；② 胸骨旁短轴右心室流出道直径 ≥32 mm 且 <36 mm（18 mm/m² ≤ 体表面积校正 < 21 mm/m²）；③ 33% < 部分区域变化率 ≤40%
心脏磁共振成像	右心室部分失去运动能力或运动障碍或右心室收缩不同步和以下参数之一：① 右心室舒张末容量/体表面积 ≥110 mL/m²（男性）或 ≥100 mL/m²（女性）；② 右心室射血分数 ≤40%	右心室部分失去运动能力或运动障碍或右心室收缩不同步和以下参数之一：① 右心室舒张末容量/体表面积 ≥100 mL/m² 且 <110 mL/m²（男性）或 ≥90 mL/m² 且 <100 mL/m²（女性）；② 40% < 右心室射血分数 ≤45%
右心室造影	右心室部分失去运动能力，运动障碍，或室壁瘤	
心内膜活检	残余心肌细胞 <60% 或 50%，右心室游离壁心肌被纤维组织替代的样本 ≥1，伴或不伴心内膜活检心肌组织被脂肪替代	残余心肌细胞 60%～75% 或 50%～65%，右心室游离壁心肌被纤维组织替代的样本 ≥1，伴或不伴心内膜活检心肌组织被脂肪替代

续表

项目	主要标准	次要标准
心电图复极化异常	右胸导联（V_1、V_2和V_3）T 波倒置，或>14 岁（QRS≥120 ms 且无完全性右束支传导阻滞）	① >14 岁，V_1和V_2导联 T 波倒置且无完全性右束支传导阻滞，或者V_4、V_5或V_6导联 T 波倒置；② >14 岁，V_1、V_2、V_3和V_4导联 T 波倒置，且完全性右束支传导阻滞
心电图去极化异常	右胸导联（V_1—V_3）中出现 Epsilon 波（在 QRS 波群终末和 T 波起始之间反复出现的低振幅信号）	① 如果在标准心电图上 QRS 间期<110 ms，信号平均心电图上晚电位至少满足下列 3 个参数之一：a. 滤过后 QRS 间期≥114 ms；b. 终末 QRS 幅度<40 V，间期≥38 ms；c. 终末 40 ms 的电压平方根≤20 μV；② 从 S 波的最低点到最后去极化偏移所测量的终末激活间期≥55 ms
心律失常	非持续性或持续性室性心动过速，呈左束支阻滞形态，伴电轴极度左偏	① 右心室流出道形态的非持续性或持续性室性心动过速，呈左束支传导阻滞形态，伴电轴右偏或电轴无明显偏移；② 24 小时室性期前收缩>500 次
家族史	① 满足本诊断标准的 ARVC 一级亲属；② 一级亲属尸检或手术中病理确诊是 ARVC；③ 在患者评估中，致病基因突变的识别与 ARVC 相关或可能相关	① 一级亲属的 ARVC 家族史不能确定是否满足本诊断标准；② 一级亲属有怀疑 ARVC 所致的过早猝死（<35 岁）；③ 二级亲属有经病理确诊满足本诊断标准的 ARVC 患者

诊断 ARVC 应与右室心肌梗死、瓣膜病、左向右分流、Ebstein 畸形、心脏结节病及 Brugada 综合征相鉴别。当临床出现以下情况之一时要高度怀疑 ARVC：① 中青年患者出现心悸、晕厥等症状，排除其他心脏疾病；② 无心脏病史而发生心室颤动的幸存者；③ 患者出现单纯性右心衰竭，排除引起肺动脉高压的其他疾病；④ 家族成员中有已经临床或尸检证实为本病者；⑤ 家族成员中有心源性猝死，尸检不能排除本病者；⑥ 患者亲属中有确诊本病者；⑦ 无症状患者（多为运动员）心脏检查中存在此种疾病相应表现者。

（施 诚 张 麟）

41. 什么是酒精性心肌病？

酒精性心肌病是由于长期大量饮酒损伤心肌，以心脏扩大、心律失常，最终发展为心力衰竭为表现的一种心肌病，属于继发性扩张型心肌病。

酒精对心脏有着直接的影响。酒精及其代谢产物可以损害心肌，并且可以引起叶酸、硫胺素等 B 族维生素缺乏，导致营养不良，又加重心肌损害。酒精代谢时能够引起中间代谢的改变，使三羧酸循环中的一些酶（如谷草转氨酶等）和电解质（如钾、镁）在心肌中减少，因此心肌不能有效地利用脂肪酸以产生能量，并且导致甘油三酯在心肌中积累。酒精代谢产物乙醛可促使儿茶酚胺释放，使交感神经兴奋，心肌缺血加重。反复大量饮酒，由于酒精及其代谢产物使心肌细胞膜完整性受损，细胞器功能失常，机体内环境钙离子失衡，收缩期功能障碍和脂质过氧化过程异常，可能引起心肌代谢持久的改变而导致不可逆的心肌病变。一般来讲，酒精性心肌病的诊断标准为：①符合 DCM 诊断标准；②长期大量饮酒（WHO 标准：女性 >40 g/d，男性 >80 g/d，饮酒 5 年以上）；③既往无其他心脏病病史；④早期发现戒酒 6 个月后心肌病临床症状缓解。

（袁　园　许海峰）

42. 酒精性心肌病在什么年龄好发？

酒精性心肌病好发年龄为 35～55 岁，以男性为多，女性仅占 14%，但在相同的酒精摄入量情况下，女性比男性更易患酒精性心肌病。女性患酒精性心肌病后心衰程度较男性轻。有人研究表明，在酒精性心肌病患者中约 50% 的女性心功能为Ⅱ级，而男性多为Ⅲ或Ⅳ级。

（袁　园　许海峰）

43. 酒精性心肌病有哪些临床表现？应如何诊断？

酒精性心肌病多见于中年人，每天饮烈性酒持续 10 年以上者。起病大多比较隐匿，少数发病较急。首要症状为心悸、气急，以后发展为端坐呼吸或阵发性夜间呼吸困难。常伴有下肢浮肿。

酒精性心肌病临床表现可分为两个阶段，先为无症状期，仅有心室轻度扩张及室壁变薄，如继续饮酒，可发展为症状期，此阶段最早最明显的症状是心慌、心悸进行性加重，并出现乏力、气短、劳力性呼吸困难等。一旦发展到症状期，可迅速（一般在 3 个月至半年）发展为心力衰竭。

体征有心脏扩大；各种心律失常，以早搏、阵发性房性心动过速、房颤为多见。

晚期出现充血性心力衰竭表现，如下肢浮肿，肝脏显著肿大，可有心包积液。各种心律失常在晚期更多见，还可出现肺淤血等体征。

酒精性心肌病的诊断依据：①有长期大量饮酒的病史；②有心悸、气急、端坐呼吸、阵发性夜间呼吸困难、下肢浮肿等临床症状；③有不同程度的心脏扩大及各种心律失常的发生；④心电图表现主要有心肌损伤改变，T波低平、双相或倒置；⑤X线检查可见心脏普遍性扩大，肺血管淤血，可能见到胸腔积液；⑥应进一步排除原发性及继发性心肌病；⑦血液丙酮酸激酶上升有助于诊断；⑧停止饮酒后4～6个月以上，心脏明显缩小或回缩正常，心脏功能症状消失，其他原因无法解释时，可以诊断为酒精性心肌病，但要切记并不是所有酒精性心肌病都能在停止饮酒后达到这一点。

酒精性心肌病的鉴别诊断：主要是排除冠心病、高血压性心脏病及扩张型心肌病等。

（袁　园　许海峰）

44. 饮酒对心血管系统有何影响？

在我们的日常生活中，有不少人喜欢饮酒，饮酒对人体是否有益还有争议。被多数人接受的观点是：对喜欢饮酒、有饮酒爱好的人，饮入少量质量好的酒，对心脏循环系统是有利的。但是对任何人来说，酗酒对身体都只有害而无益。饮酒与心血管系统的关系有以下几个方面：

（1）饮酒与心肌：长期大量饮酒的人，血液中高浓度的乙醇直接损害心肌细胞，心肌可以发生散在变性、灶性坏死、纤维化等改变，导致左心室与右心室扩张和肥厚，心肌收缩功能减退，心排血量减低，最终出现心力衰竭而危及生命。

（2）饮酒与冠心病：大量流行病学证明，小量长期饮酒，每天饮酒量不超过34毫升者（50毫升＝1两），冠心病的发病率与死亡率最低，即比不饮酒者和酗酒者都低。在我国常见到小量长期饮酒的老人，身体格外健康，这些人大多没有肥胖；然而因酗酒发生脑出血、猝死、急性心肌梗死或心绞痛的人也不少。

（3）饮酒与血压：酒对血压有明显的影响。动物实验及临床证明，多量饮酒后，在60~90分钟内血压略有升高，酗酒者血压升高比较明显，血压升高持续一段时间后逐渐下降。近年研究还发现，饮酒所致的血压上升，有的在饮酒后24~48小时才出现，可能是一种慢性升压效应，详细机理目前还不清楚。饮酒对收缩压和舒张压都有影响，上升的程度和饮酒量成正比。所以饮酒要适度、小量。

（4）饮酒与血脂：人体血液中高密度脂蛋白是对抗动脉粥样硬化及冠心病的因子，而低密度脂蛋白、极低密度脂蛋白是促发动脉粥样硬化和冠心病的危险因子。不少研究证明，少量饮酒（每日在1两之内）有助于冠心病的防治，但酗酒可使低密度脂蛋白、极低密度脂蛋白升高而不利于冠心病的防治。

（5）饮酒与年龄：中青年对酒的耐受性比较好，肝、肾功能好的人对酒的耐受性也好。随着年龄的增长，人体对酒的耐受性逐渐下降，有时小量饮酒即出现心慌、气短及血压升高。因此随着年龄增长，饮酒量一般要减少。

（6）关于戒酒：能否戒酒应根据自己的具体情况量力而行，但长期饮酒出现心脏循环异常表现者应果断戒酒。

（袁　园　许海峰）

45. 什么是肥胖性心肌病？

早在1933年就有人尸检证实过度肥胖可以引起心力衰竭。从此以后人们开始注意肥胖和心脏的关系，肥胖者容易引起血压升高、血脂升高、心脏负荷加重及心肌脂肪浸润，更重要的是过度肥胖可以直接引起心脏本身的特异性心肌改变，所以称为"肥胖性心肌病"或者"肥胖心脏综合征"。

单纯性肥胖分内脏型与皮下型两种，内脏型肥胖的冠心病、糖尿病及脂肪肝并发率明显高于后者。不论哪种肥胖，高脂血症的发生率均高达80%，明显高于不胖者。体重在105 kg范围内，心脏的重量与体重呈线性相关；超过此范围，心脏与体重的比值（心脏/体重）趋向减少。肥胖患者平均心脏重量为440 g，比正常人心脏重150 g，部分过度肥胖者的心脏是正常人或同等身高非肥胖者的2~3倍。病理检查可以发现心脏许多部位有大量脂肪浸润，左心室室壁厚度增加13~35 mm，有的右心室壁也同样增厚。在显微镜下发现心肌呈弥漫性肥厚，表现为左心室离心性肥厚，因此可以导致各种心律失常、心力衰竭，甚至死亡。

（袁　园　薛宪骏）

46. 肥胖性心肌病有哪些临床症状和体征？

肥胖患者的自觉症状与肥胖程度有关。慢性长期肥胖时，机体在这个慢性的过程中逐渐适应了由肥胖引起的相应改变，耐受性较强，相对症状较少；在短期内急剧体重增加以及身体过胖者，症状出现较早、较多，可有活动时心慌、气急，且症状可进行性加重，最后不能平卧，甚至出现端坐呼吸、腹胀或下肢浮肿。严重者可以发生心力衰竭。部分老年患者可能有定向力障碍、嗜睡，甚至昏迷。昏迷的病理基础可能与脑细胞缺氧、缺血及脑水肿有关。

常见体征：过度肥胖患者可呈现不同程度的缺氧状态，如面部青紫，呼吸急促，夜间常发生睡眠呼吸暂停，眼球结膜水肿，眼底静脉淤血、怒张、视神经乳头水肿；肺底可有细小湿性啰音；肝脏淤血肿大，腹水及下肢浮肿。

（袁 园 薛宪骏）

47. 肥胖性心肌病应如何诊断与鉴别诊断？

实际生活中肥胖的人很多，但真正肥胖性心肌病患者并不多见。肥胖性心肌病的特点有以下几点：身体过于肥胖，明显超重；血压偏高；行动不便，每当体力活动时就出现心慌、气短等症状；心脏扩大，属于心肌改变；临床症状及心脏扩大不能用其他理由解释；肺部有淤血征象；心电图异常。

临床上对肥胖性心肌病的诊断没有一个大家认可的标准，如果一个人体重过重，而且出现心脏扩大及心功能不全症状，在排除其他心肌病的情况下就可以诊断。但是这些条件不是很好掌握。所以临床上"肥胖性心肌病"的诊断很谨慎也较少。常用的辅助检查与其他心肌病的一样，而血气分析多提示有呼吸性酸中毒。

关于鉴别诊断，由于诊断条件就不具特点，所以鉴别诊断也比较难。临床上有一些病，如睡眠呼吸暂停综合征的患者大多肥胖，且有不同程度的心脏结构和功能改变，在许多方面同肥胖性心肌病相似。相对而言，睡眠呼吸暂停综合征的诊断率就比肥胖性心肌病高，因为睡眠呼吸暂停综合征有明确的诊断标准。事实上，有人观察4例睡眠呼吸暂停综合征的患者，其临床表现和症状与肥胖性心肌病完全一样，而且也符合肥胖性心肌病的诊断条件。

这两种病之间的关系是互为因果还是伴随疾病有待进一步研究探讨。

（袁　园　薛宪骏）

48. 如何区别慢性克山病与原发性扩张型心肌病?

尽管慢性克山病与原发性扩张型心肌病临床表现极为相似,但以下几点有助于与原发性扩张型心肌病鉴别：①克山病有明显的地区性,这些地区与微量元素硒含量少有关;②克山病发病以生育期妇女及断奶后学龄前儿童为主,而原发性扩张型心肌病以成年男性多见;③多数克山病患者心电图改变以室性早搏为常见,其次为 ST-T 改变及房室传导阻滞,而原发性扩张型心肌病以室性心律失常为主,其次为 ST-T 改变;④克山病经亚硒酸钠治疗可明显降低其发病率。

（罗英饰　张　麟）

49. 何谓心尖球形综合征?

1. 心尖球形综合征
心尖球形综合征也被称为左室心尖气球样变综合征（left ventricular apical ballooning syndrome）或 Takotsubo 心肌病。该病于 1991 年由 Dote 首次在日文文献中报道,因此类患者的心脏呈奇特的圆底细颈形状,类似日本特有的捕捉章鱼的陷阱而得名。此综合征以急性期短暂的左室功能障碍,心电图类似于急性心肌梗死变化,心肌酶轻度升高为特点。临床表现类似于急性冠脉综合征,一些患者尚伴有心力衰竭或心律失常。而这些患者冠脉造影却没有发现明显狭窄或阻塞,病情于数天或数周后很快好转或恢复。

2. 流行病学
患病率还不清楚。随着对此综合征的认识不断深入,近期报道的患者数不断增加,日本、欧洲、美国均有心尖球形综合征的系列病例报道。各研究者提供的相关研究人群中心尖球形综合征发病率在 1.7%～2.2%,多见于女性。

3. 临床表现
（1）诱因：常由心理或生理应激诱发。

（2）症状：胸痛和呼吸困难为最常见症状，还可有心源性休克和心室颤动，个别病例以晕厥为首发表现。

4. 辅助检查

（1）心电图表现：可出现 ST 段抬高（81%）、T 波倒置及异常 Q 波。其中心前区导联抬高最常见，孤立下壁导联少见。有些病例报道可见新发的左束支或右束支传导阻滞。

（2）实验室检查：多数患者有肌酸激酶及肌钙蛋白的升高。

（3）心脏彩超：常见 LVEF 降低至 39%～49%，数天后或数周后即可恢复到 60%～76%，同时伴随有左室心尖局部运动异常亦可逐渐恢复。

（4）冠脉造影：多数人冠状动脉造影无典型的梗阻性冠脉病变，冠脉正常或只有中度管腔狭窄（<50%）。

5. 病理生理机制

① 冠脉痉挛。

② 冠状血管微血管功能障碍。

③ 交感神经过度激活。

6. 治疗

应用利尿剂及扩血管药物，避免应用 β 受体激动剂。

7. 预后

心衰及肺水肿为常见并发症，总体预后良好，复发率低。

（罗英饰　张　麟）

50. 何为全身性炎症反应相关性心肌病？

全身性炎症反应相关性心肌病指的是重症感染、创伤、大出血、重症急性胰腺炎、烧伤、高危手术以及由其引起的各种休克、急性呼吸衰竭、腹腔间隙综合征和多器官功能障碍综合征/多器官功能衰竭等多种危重症时患者出现的明显心脏受累，常发生急性心肌功能障碍或急性心衰。全身性炎症反应相关性心肌病的心衰与慢性心力衰竭急性发作，以及急性心肌梗死时急性心衰不同，不是冠脉病变所致的心肌坏死引起的心脏功能衰竭，也不是心肌长期疲劳无力所致的急性恶化。全身性炎症反应相关性心肌病是一种在现患危重病发生之前并不存在，随着危重病的发生而出现，又随着危重病的治愈而恢复的潜在可逆性心肌病变。它所表现的心肌病变十分隐匿，一般常规检查难以发现，心电图诊断敏感性较低。

（罗英饰　张　麟）

51. 什么是心肌致密化不全？

心肌致密化不全（noncompaction of the ventricular myocardium，NVM）通常也称为心室肌致密化不全。尽管此疾病在1932年被首次报道，在1例新生儿尸检中发现该患儿不仅存在先天性心脏病主动脉闭锁和冠状动脉-左室瘘，而且该患儿心室肌呈现胚胎窦状隙残留。但直到20世纪90年代以后才真正认识到这是种少见的先天性心肌疾病，并正式命名为心肌致密化不全。1995年WHO将其归类于未定性的心肌病，2006年美国心脏病学会对心肌病定义及标准重新做了修订，将NVM归类于遗传性心肌病。

目前NVM人群年发病率为0.05%~0.24%。男性多于女性，并呈家族发病倾向，家族发病率可高达44%，可发生在同胞或异父（母）兄弟，父母和子女及父母的近亲中。心力衰竭、心律失常及血栓栓塞症是NVM三大临床特征，但均缺乏特异性。超声心动图检查是诊断NVM最可靠、最经济的方法。其特征性表现为：①在左心室或右心室腔内可探及无数突出粗大的肌小梁，错综排列，小梁间可见大小不等深陷的隐窝，彩色多普勒可探及隐窝内有血流与心腔相通；②心肌明显分为两层，即薄而致密的心外膜层与致密不全的心内膜层，心内及心外层心肌厚度比>2.0。NVM的治疗目前尚无特殊方法，心脏移植是此病的根治方法。

（罗英饰　张　麟）

52. 心肌致密化不全应与哪些疾病相鉴别？

心肌致密化不全应与以下疾病相鉴别：

（1）DCM

DCM室壁厚度不厚，甚至于变薄，心脏扩大，心内膜光滑，心肌细胞肥大而且排列规律，血管周围可见间质纤维化，非致密化心肌层与致密化心肌层厚度比值<2。NVM可见心室腔内有多发异常粗大的肌小梁和交错深陷的隐窝，可达1/3心肌，室壁厚薄不均。

（2）HCM

HCM超声心动图检查可见左心室心肌较厚，也可见左心室壁某段心肌局限性肥厚或室间隔不对称性肥厚，尤其是间隔下部。心肌内可见有粗大的肌小梁，但无网状结构的交错管道（隐窝）。

（3）心内膜弹力纤维增生症

此病多见于儿童，成年人罕见，多因心功能不全死亡。表现为左心室大，心内膜增厚，以左心室流出道为尤。心室收缩与舒张时心室内径变化不大，收缩功能降低。心腔内有附壁血栓时，可见血栓间窦隙样结构，血栓间的窦隙在收缩期不会变小、消失（可与NVM区别）。而NVM为肌小梁增粗，心肌明显分为两层，薄而致密的心外层及厚而致密不全的心内层，心内、外层厚度比＞1.4（儿童）。

（4）心尖肥厚型心肌病

心尖段心肌明显增厚，伴增厚段心腔增大，心室造影呈铲状。心肌内无交错深陷的隐窝。

（5）左心室假腱索

近1/3的正常人于左心室出现直径＞2 mm的假腱索，但数目不超过3个，更无交错深陷的隐窝。

（6）限制型心肌病（心内膜心肌纤维化和嗜酸性粒细胞过多综合征）

限制型心肌病可见于儿童及成人，心内膜纤维化，因而其表面易附着附壁血栓，在超声下可见心内膜回声增强，心尖部回声不增强，心肌内无多发异常粗大的肌小梁及交错的隐窝。

（罗英饰　张　麟）

53. 哪类心肌病病人有猝死的危险？

HCM患者有猝死危险，其原因为室性心律失常，常发生于临床无症状或比较稳定的患者。易发生猝死的高危患者为：① 年龄＜30岁，家族有HCM猝死者。② 青少年时有昏厥史。③ 运动员猝死常发生于运动时。④ Holter示非持续性室性心动过速。

因此，对临床有上述高危因素的患者，应行危险因素评估，即对左室流出道梗阻程度、心功能状态及并发的心律失常进行评估，如发现左心室流出道压力阶差＞50 mmHg（安静时）和/或左室舒张功能障碍及室性心律失常时，应进行药物或非药物干预治疗，以减少猝死危险。药物治疗时要避免应用加重左室流出道梗阻的一切药物，如地高辛、硝酸酯类药物、利尿剂、扩张血管药物及 ACEI 类药物。

（罗英饰　张　麟）

54. 为什么高血压左心室肥厚是心血管疾病发生的独立危险因素？

在非高血压人群中左心室肥厚（left ventricular hypertrophy，LVH）检出率为 2.5%～5.0%，而在高血压患者中 LVH 检出率可高达 20%～40%。临床上一旦确诊有 LVH 则预后较差，易发生心力衰竭、冠心病、恶性心律失常及脑卒中。有人汇总有关 LVH 的文献后发现，高血压伴 LVH 时心血管事件发生率增加 2.3 倍，其中心电图识别的 LVH 和超声心动图识别的 LVH 患者的心血管事件发生率分别增加 1.6～4.0 倍和 1.5～3.5 倍。LVH 总病死率增加 2.5 倍，其中心电图诊断的 LVH 和超声心动图诊断的 LVH 患者的总病死率分别增加 1.5～1.8 倍和 1.0～8.0 倍。据 Framingham 心脏病研究对高血压 LVH 患者进行长达 4 年的随访发现，左心室重量（left ventricular mass，LVM）每增加 50 g，男性发生心血管事件的相对危险增加 1.49 倍，女性增加 1.57 倍。并发现高血压 LVH 与心血管事件死亡率有明显相关性，即 LVM 每增加 50 g，男性心血管事件死亡率增加 1.73 倍，而女性增加 2.12 倍。因此高血压左心室肥厚是心血管疾病发生的独立危险因子，是独立于血压之外的心血管危险因素。如果能积极控制血压，逆转 LVH，可明显降低高血压左心室肥厚患者心血管事件发生率，并明显减少其心血管事件死亡。

（陈　龙　罗英饰）

55. 发生高血压左心室肥厚的危险因素有哪些？

高血压左心室肥厚形成受诸多因素影响，首先是血流动力学因素，血压增高使左心室后负荷增加及容量负荷增加是其直接原因，大动脉弹性改变及血液黏稠度变化也参与了血流动力学变化。其次是非血流动力学因素，主要是神经内分泌激素的激活，其中以 RAAS 及交感神经系统激活为主要因素，其他如胰岛素抵抗、内皮素、心钠素等也参与了 LVH 的形成。再次是人口学及生活方式因素，这包括遗传因素、肥胖、年龄、性别、种族、盐摄入量、酒精摄入等，这些因素同样也参与了 LVH 的形成。在上述因素中，遗传、种族、年龄、性别因素是属于不能控制和改变的因素，其余的因素是属于可以控制和改变的因素，因此从这些能够调控和改变的因素入手进行防治，可以大大减少高血压左心室肥厚的发生。

（陈　龙　罗英饰）

56. 高血压左心室肥厚的诊断方法有哪些?

临床上诊断 LVH 的方法有三种：心电图、超声心动图及磁共振成像。磁共振成像可提供三维成像技术，准确率高，精确到左心室厚度增加 1 mm 也可检测到，因此是 LVH 检测的"金标准"。但由于其价格昂贵、费时，临床上难以推广应用。故临床上常采用心电图及超声心动图诊断 LVH。一般来说心电图诊断 LVH 有较高敏感度，但其特异度太差，而超声心动图诊断 LVH 较准确，特异度是心电图的 7~10 倍，而且操作简单易行，并可提供较多有实用性的信息，如可判断心功能，尤其是舒张功能，还可提供对预后有价值的心室几何构型等参数。

（陈　龙　罗英饰）

57. 常用心电图诊断左心室肥厚的方法有哪些?

目前心电图识别 LVH 的方法有十余种，根据不同国家、种族及习惯所应用心电图诊断方法不同。目前尚无统一理想的心电图识别 LVH 的方法和标准，常用方法如下：

（1）Sokolow-Lyon Voltage 标准：此方法常应用，即 $S_{V1} + R_{V5}$（R_{V6}）> 3.8 mV。该方法易受体型胖瘦及性别影响，尤其是体型肥胖者（宜选用 Cornell 标准）。

（2）Romhilt-Estes 积分法：此种方法识别 LVH 较准确、全面，不受性别、肥胖等因素影响，但积分复杂，不便于记忆，因此影响临床推广应用。

（3）Cornell 电压标准：即 $R_{aVL} + S_{V3}$ 男性 >2.8 mV，女性 >2.2 mV，此方法符合心电向量标准，不易受体型影响。Cornell 电压和时限乘积法男性（$R_{aVL} + S_{V3}$）×QRS 时限≥244 mV·ms 或女性（$R_{aVL} + S_{V3} + 6$）×QRS 时限≥244 mV·ms，此方法较单纯 Cornell 电压标准准确，敏感性较高。如果此方法

结合 Sokolow-Lyon Voltage 标准，心电图诊断 LVH 的特异度可提高到 45%～50%，敏感度达 94%～96%。

（陈　龙　罗英饰）

58. 左心室肥厚超声心动图检测的方法有哪些?

超声心动图可通过三种方法来诊断 LVH：M 型超声、二维超声及三维超声。临床常用 M 型超声心动图检查来诊断 LVH，采用 Penn 标准，以 QRS 波群的 R 波为基准测定舒张期左室内径（LVDd）、舒张期室间隔厚度（IVST）及左心室后壁厚度（LVPT），连续测量 3 个心动周期，取其平均值。依公式计算出左室重量（LVM）及左室重量指数（LVMI）。LVM（g）= 0.8 × [1.04（IVST + LVDd + LVPT$)^3$ – LVDd^2] + 0.6；LVMI（g/m^2）= LVM/体表面积；LVMI（男性）≥115 g/m^2，LVMI（女性）≥95 g/m^2 示左心室肥厚。

（陈　龙　罗英饰）

59. 我国心房颤动患病率是多少?

心房颤动（简称房颤）是最常见的心律失常。胡大一等对我国 13 个省和直辖市自然人群中 29 079 例 30～85 岁人群的流行病学调查提示，房颤年龄校正后患病率为 0.65%，随年龄增长患病率增加，在 >80 岁人群中高达 7.5%。张澍等针对不同地区自然人群中 19 368 例成年人（≥35 岁）的横截面调查结果显示，我国房颤年龄校正后患病率为 0.74%，<60 岁男女患病率分别为 0.43% 和 0.44%，>60 岁男女患病率分别增长至 1.83% 和 1.92%。房颤导致女性全因死亡率增加 2 倍，男性增加 1.5 倍，房颤导致患者死亡的主要原因为进行性心力衰竭、心脏骤停及卒中。房颤与心力衰竭关系是十分密切的，两者是相互影响、互为因果的关系。这两种疾病已成为当今严重影响人类健康的主要心血管疾病。

（宋　飞　施　诚）

60. 心房颤动与心力衰竭的关系是什么?

临床实践证明，房颤和心力衰竭常伴随发生，并且相互影响，互为因果。

高血压、冠心病、心肌病、糖尿病、甲亢、心脏瓣膜病等疾病均为引起房颤的危险因素，这些危险因素同样是导致心力衰竭发生、发展的危险因素。首先，心力衰竭时血流动力学的变化及神经内分泌因子的作用，尤其是肾素-血管紧张素-醛固酮系统的作用，在心力衰竭发展过程中起到十分重要的作用。心房增大及心室肥厚等心脏结构的改变同样和房颤发生的关系十分密切。其次，上述引起房颤和心力衰竭的危险因素及心力衰竭心脏结构变化均伴有神经内分泌因子激活、血流动力学变化、心脏心电生理变化，这些变化又形成了诱发和维持房颤和心力衰竭的环境。以房颤为例，发生房颤时，房室同步性能丧失，由于丧失了心房辅助泵功能，心排血量减少20%~30%，使心房血液瘀滞，心房内压力升高，肺动脉及肺毛细血管压力也升高。当发生快速房颤时，上述变化加剧，由于心室舒张期时程缩短，心脏输出量更加减少，血液于心房内瘀滞，进一步提高了右房压力及肺动脉压力，久而久之可致心力衰竭发生。同样在心力衰竭时由于心脏泵功能减退，心肌缺血，心房内压力和容量增加，组织重构致心房肌纤维化，致心房有效不应期缩短，心房传导减慢，心房复极离散度增加，致心房内折返和异位冲动形成，从而促进了房颤的发生和维持。综上所述，房颤与心力衰竭常合并存在而且是相互影响的。心力衰竭合并房颤的发生率与心功能性质及程度有密切关系。在左室功能不全性心衰时，心力衰竭患者心功能在NYHA Ⅰ级及Ⅱ级时，房颤发生率10%，在NYHA Ⅳ级时房颤发生率可高达50%。舒张功能不全性心衰同样与房颤发生有密切关系。有人统计发现，在舒张功能不全性心衰时约有10%的患者在4年内发作首次房颤，房颤发生的风险与舒张功能不全性心衰严重程度成正相关，并认为左心房容积和左心室舒张功能严重程度是形成房颤的独立预测因子。研究表明，心力衰竭合并房颤可明显增加心力衰竭患者病死率及心脑血管病发生率，心力衰竭合并房颤时与窦性心律心力衰竭患者相比，女性患者病死率增加2.7倍，而男性患者病死率增加1.6倍。心力衰竭合并房颤时另一主要危害心力衰竭患者生命健康的并发症是栓塞，其发生率显著增加。脑血栓的发生率为16%，如心力衰竭伴房颤患者同时存在左房扩大，脑血栓的发生率进一步增加达20%。因此，防治房颤从而实现对心力衰竭的防治以及心力衰竭合并房颤时如何有效控制房颤是一项十分严峻的考验。

（宋　飞　施　诚）

61. 心力衰竭发生心房颤动的原因是什么？

在心力衰竭时，由于心排血量下降，左心室舒张末期容积增加，心室充盈减少，心房内血流淤积，心房内压力上升，心房内径扩张，心房牵拉致心房不应期缩短，延长心房传导时间，增加了复极和除极的自主性和不均匀性，从而诱发房颤的发生并利于持续。与此同时，由于心力衰竭时神经内分泌因子活性被激活，RAAS过度激活，使血管紧张素Ⅱ浓度增加，通过促分裂原激活蛋白激酶途径诱发心肌间质细胞纤维网络激活致心肌间质纤维化，并促进心房基质金属蛋白酶和蛋白水解酶活性增加，致心房肌纤维化。心房纤维化形成，可致心房传导性与兴奋性不均匀，易产生折返激动，导致房颤发生。研究还表明，在心力衰竭时心房离子通道重构，使心房肌内 $Na^+ - Ca^{2+}$ 离子交换增加，致延迟后除极和触发活动增加，从而促进房颤的发生和发展。

（宋　飞　施　诚）

62. 心房颤动发生心力衰竭的原因是什么？

房颤发生后由于心房发生快速、极不规整的除极，使心房肌收缩极不协调，致心房向心室排血功能丧失，不能有效将心房内血液排入心室内，舒张期心室充盈不足，心房内血液滞留，压力升高，心房肌纤维受牵拉致心房扩大，右房压力和肺毛细血管楔压升高，心排血量下降，久而久之致心力衰竭发生。房颤尤其是快速房颤时，由于房室不同步及心室率快，心室舒张期灌注减少，心肌缺血加重，加重心肌能量耗竭，致心肌功能受损。另外，房颤时钙通道功能异常，使大量的 Ca^{2+} 进入心肌细胞内，而此时肌浆网 Ca^{2+} 转运障碍，不能将细胞内 Ca^{2+} 泵回肌浆网内，致细胞内 Ca^{2+} 超载，钙负荷过重可致心肌细胞变性、坏死、凋亡、纤维化，进一步使心功能受损。

（刘锡燕　罗英饰）

63. 心力衰竭发生贫血的原因是什么？

人们发现心脏重塑是心力衰竭的主要发病机制，而神经内分泌功能亢进是致心脏重塑的主要原因，另外在心力衰竭形成过程中一些炎症因子的参与，如白细胞介素、肿瘤坏死因子等参与了心脏重塑的过程，致心肌细胞坏死，促进心肌间质纤维化，严重影响心脏的舒张功能及收缩功能。这些神经内分泌因子及炎症因子长期激活，不仅介导心脏重塑，降低心脏功能，而且可以导致贫血的发生和发展。如白细胞介素及肿瘤坏死因子等炎性因子活性增加，可干扰肾脏红细胞生成素的产生，并干扰红细胞生成素的活性，抑制骨髓造血系统，干扰铁离子从用于骨髓红细胞生成的网状内皮系统中释放，导致合成血红蛋白（hemoglobin，Hb）时骨髓不可利用铁，使贫血发生。神经内分泌因子中主要影响心力衰竭的神经内分泌系统为RAAS，RAAS被激活以后，AngⅡ产生增加。AngⅡ为强力血管收缩物质，并可促进醛固酮合成和释放，致水钠潴留；另外AngⅡ还可促进精氨酸血管升压素分泌，进一步促进血管平滑肌收缩和水钠潴留。水钠的大量潴留可致稀释性贫血发生。在心力衰竭时，尤其是NYHA心功能Ⅲ级以上心力衰竭患者，由于心脏功能严重受损，致体循环淤血加重，胃肠道淤血，肾脏淤血，肾脏灌注不足，导致心力衰竭患者胃肠功能减退，肾脏功能减退，患者可表现为纳呆、不思饮食、腹胀、恶心、尿少等症状，严重地妨碍了铁离子的摄入和吸收，导致缺铁性贫血的发生。由于心力衰竭时肾脏功能的减退，肾脏红细胞生成素生成减少，又由于心力衰竭时肾脏淤血致蛋白尿发生，转铁蛋白及红细胞生成素从尿中排出增加，加速贫血的发生及发展。近些年来心力衰竭指南不断深入人心，临床医生已经认识到ACEI是治疗心力衰竭的基石，认识到应用ACEI过程中应从小剂量开始，逐渐加大剂量至靶剂量。只有达到目标剂量或靶剂量才能更好地发挥ACEI拮抗神经内分泌因子过度激活及改善心室重塑的作用。但研究表明，大剂量ACEI可干扰肾脏红细胞生成素的产生和骨髓红细胞生成素的活性，使红细胞生成减少致贫血发生。众所周知，由原发疾病如高血压、冠心病、糖尿病等疾患发展到心力衰竭，一般均经过十余年甚至数十年的时间，故这类患者发展为心力衰竭时已步入老年，人到老年各器官均有不同程度退行性改变，如原发病为高血压、糖尿病或冠心病的患者步入老年后肾脏功能已有不同程度损害，加上长期RAAS及炎性因子对肾脏组织的直接毒性作用，更加重了肾功能的损伤，导致肾脏产生红细胞生成素减少，红细胞生存时间缩短，叶酸缺乏，铁摄入减少，较易发生贫血，因此心力衰竭合并贫血患者中常并存肾脏功能损伤。综上所述，心力衰竭合并贫血不是由单一的原因造成的，而是多种途径引起的。

（许海峰　张　麟）

64. 心力衰竭合并贫血的临床表现有哪些？

心力衰竭合并贫血是一个缓慢过程，故机体有较足够的时间去适应贫血所致的低氧状态。心力衰竭时红细胞内的 2，3-二磷酸甘油酸（2，3-DPG）产生和浓度增加，使红细胞在组织内释放的氧增加，从而减轻了缺血状态。因此一般来讲，心力衰竭伴贫血患者症状较轻微，尤其是心力衰竭合并轻度贫血者。一般贫血所表现的疲乏、无力、纳呆、心悸、气短等症状在心力衰竭合并中重度贫血患者较常见，但往往又被心力衰竭的临床症状所掩盖，必须细心加以鉴别。心力衰竭所致疲乏、无力、纳呆、心悸、气短等症状往往随心衰的治疗很快缓解，而贫血所致临床症状随心衰的纠正可持续相当长的时间。

（许海峰　张　麟）

65. 贫血对心力衰竭的影响有哪些？

心力衰竭可致贫血发生，并随心力衰竭程度的加重，贫血发生率及严重程度也相应增加。近年来研究还发现，贫血与心力衰竭是相互作用、互为因果的。贫血可引起机体组织低氧血症，组织缺血缺氧使血管扩张，以增加局部组织氧的供应。由于血管扩张导致血压下降，进而激活交感神经系统，致血管收缩、心率加快，心脏排血量相应增加，肾血管收缩又激活了RAAS，抗利尿激素分泌增加，使 AngⅡ分泌增加，AngⅡ又可致肾脏、外周血管收缩，进一步加重醛固酮分泌增加、水钠潴留、血浆容量增加、外周水肿，使心脏负荷增加，促使心衰的发生和发展。贫血就是通过上述机制作用于心脏。国外一些研究发现，心力衰竭合并贫血患者随着血红蛋白（Hb）的下降，心力衰竭病死率上升，认为贫血是心力衰竭患者病死率增加的独立危险因素。Al-Ahmad 等人对 6 635 例心力衰竭患者临床资料进行回顾性分析，通过排除传统心血管危险因素影响，发现红细胞比容下降1%，心力衰竭患者死亡的危险性最小增加 1.027%。在 ELITEⅡ试验中，人们发现心力衰竭患者 Hb 浓度在 145～154 g/L 之间临床预后最好（两年存活率85%），Hb 浓度在 <125 g/L 及 >165 g/L 时临床预后最差，并依据 Hb 浓度以 10 g/L 递增的方式进行分级，发现贫血与心力衰竭病死率之间的关系不是呈线性关系，而是呈 U 字形曲线。Hb 预测心力衰竭死亡的相对危险是 Hb 每下降 10 g/L，心力衰竭患者病死率上升 1.38%。Madhumathi 等人研究发现，Hb 每下降 5 g/L，左心室肥厚危险性增加 32%，贫血增加心肌缺血发生率 3~6 倍。因此在心力衰竭合并贫血时，及时纠正贫血对心力衰竭患者是十分必要的。

（许海峰　张　麟）

66. 什么是低 T_3 综合征？

临床实践表明，中重度心力衰竭患者存在着甲状腺激素异常变化，表现为 T_3 下降，T_4 正常或偏低，促甲状腺激素（TSH）正常或稍高，反 T_3（rT_3）升高，人们把此情况称为甲状腺功能正常的病态综合征，或称低 T_3 综合征，并发现 T_3 水平与心力衰竭程度及预后密切相关，T_3 越低，心力衰竭就越严重，心力衰竭病死率就越高。随着心力衰竭治疗后好转，T_3 水平可趋于正常。低 T_3 综合征临床表现为心肌收缩力下降，周围循环阻力升高，舒张压升高，血脂代谢异常等。

（陈　龙　施　诚）

67. 甲状腺激素对心脏功能的影响有哪些？

甲状腺激素对心脏功能有以下几方面的影响：

（1）增加心肌收缩功能，改善心功能

甲状腺激素经甲状腺释放入血，进入靶细胞核与染色质酸性蛋白中特异性受体结合，促进 RNA 的转录与翻译，增加心肌蛋白合成，促进细胞膜 Na^+-K^+-ATP 酶的活性，增加 ATP 的合成，增加肌浆网 Ca^{2+}-ATP 酶和肌球蛋白 ATP 酶活性，从而促使心肌肥厚，增加心肌收缩力，改善心功能，使心排血量增加。研究表明，心室肥厚与 T_3 诱导的心肌蛋白合成或心脏做功负荷增加有关。

（2）改善心脏舒张功能

甲状腺激素通过作用于心脏特异性核受体蛋白，控制肌球蛋白同工酶的活性，使肌浆网 Ca^{2+}-ATP 酶的活性增高，影响心肌舒张的速率，增强心肌的舒张功能。

（3）减轻心脏负荷

T_3 对 ANP 及 RNA 转录的作用，可促进心房利钠因子的分泌和释放，促进排钠利尿。甲状腺激素还可降低血中精氨酸加压素含量，使周围血管阻力降低，减轻心脏负荷。

（4）提高心脏及血管肾上腺素能应激能力

甲状腺激素可降低循环中去甲肾上腺素的水平，使心脏 β 受体、儿茶酚胺受体数目上调，增加其密度和敏感性，提高心脏和血管对肾上腺素能的应激力，增加终末器官对 β 受体功能的敏感性，并增加心肌 cAMP 的含量，从而使心肌收缩力增强。

（陈　龙　施　诚）

68. 心力衰竭时低 T_3 综合征的临床意义有哪些？

传统观点认为，心力衰竭时甲状腺激素异常是机体的一种继发性、保护性适应反应，是下丘脑的保护性机制，即在严重心力衰竭时，T_4 转化为无活性 rT_3 增多，使 T_3 浓度下降，减少机体心脏、肝脏、肾脏和肌肉等组织的分解代谢，降低了心肌细胞内 Na^+-K^+-ATP 酶的活性，使心率减慢，减少机体的耗氧量，并使血小板聚集力降低，改善了微循环，有利于机体细胞能量储备和对缺血缺氧的耐受性及适应性。由于低 T_3 综合征是一种机体的应激反应及保护性机制，故无须治疗。但近年来研究发现，在严重心力衰竭时，虽然体内 T_3 水平降低了，但细胞核上 T_3 受体数目非但未减少，反而明显增加了，以积聚过多的 T_3 维持机体组织正常的代谢功能，避免发生机能低下，说明细胞核 T_3 受体密度上调才是真正机体在细胞水平上对低 T_3 综合征的一种代偿过程。研究还发现，心力衰竭时 T_3 水平的降低程度是反应心力衰竭预后的一个独立危险因素，即 T_3 水平愈低，心力衰竭程度愈重，病死率越高。近些年发现 T_3/rT_3 比值降低更能反映心力衰竭患者的预后，故认为 T_3/rT_3 比值下降是反应心力衰竭病死率的强烈预测因子。因而近些年来不断有人尝试在常规治疗心力衰竭基础上，用小剂量短程甲状腺激素治疗心力衰竭，取得了较好效果，明显改善心力衰竭患者临床症状，尤其是对于难治性顽固性心力衰竭。Hamilton 等人对 23 例严重心力衰竭患者应用 T_3 短期静脉注射 12 小时，观察其血流动力学变化，发现患者心排血量明显增加，周围血管阻力明显降低，患者耐受性好，无心肌缺血、心律失常发生，心率及基础代谢无明显变化，因此对重症低 T_3 水平的心力衰竭患者适宜应用短程 T_3 替代治疗。Moruzzi 等人对扩张型心肌病心力衰竭患者应用左甲状腺激素（L-T_4 100 μg/d）治疗，观察其短期（1周）及中期（3个月）的疗效，并与安慰剂组相对比观察，发现应用左甲状腺激素的患者心功能得以改善，左室舒张期直径明显改善，周围循环阻力降低。应用同等剂量治疗3个月后发现患者 T_4 水平上升，TSH 略低，无甲亢的临床表现，心率无明显增加，心功能明显改善，休息时心排血量增加，周围循环阻力下降，心脏β受体密度明显上调。

（陈 龙 施 诚）

69. 心力衰竭时为何发生甲状腺激素异常？

正常情况下，人体约70%的 T_4 及 T_3 是经脱碘途径进行代谢的，其中30%的 T_4 经5′脱碘转换为 T_3，约40%的 T_4 在内苯环5位上脱去一分子碘形成 rT_3。在正常生理情况下，T_4 向 T_3 或 rT_3 按一定比例转化，保持机体代谢平衡。在心力衰竭时由于缺血缺氧，内分泌激素异常激活等因素影响，此平衡被破坏，可能的机制为：① 在心力衰竭时，心肌长期处于缺血缺氧情况下，T_4 脱碘功能受到抑制，使 T_4 向细胞内转运下降或细胞内脱碘酶活性降低，导致组织中 T_4 转化为 T_3 减少，无活性的 rT_3 生成增加，这是低 T_3 综合征产生的关键所在。② 心力衰竭时由于应激、缺氧等因素的影响，T_3 在体内的利用增加。③ 由于长期心功能不全，胃肠道淤血、纳差、营养物质吸收障碍，加之肝肾功能受损，蛋白合成下降，致甲状腺激素合成减少。④ 长期心力衰竭，许多神经内分泌激素被激活，抑制 T_4 转化为 T_3，尤其是肿瘤坏死因子（TNF）被激活，可阻断 TSH 对甲状腺细胞的刺激作用，使 T_3、T_4 水平下降。⑤ 正常甲状腺激素功能与细胞核中的甲状腺激素受体有关，而甲状腺受体又与 T_3 有较高的亲和力，心力衰竭时细胞核受体密度上调，从而消耗大量 T_3，以维持正常生理功能。

（陈 龙 施 诚）

70. 什么是甲状腺功能亢进性心脏病？

甲状腺功能亢进症（简称甲亢）在内分泌系统疾病中属常见病，是由多种病因导致的甲状腺激素分泌过多所引起的多器官、多系统受累的疾病。临床上主要以高代谢症状群和神经兴奋性增加、甲状腺肿大等为其特征，其中以心血管系统症状和体征最为突出，如诊断及治疗不恰当，日久可发展为甲状腺功能亢进性心脏病（简称甲亢心）。甲亢心是甲亢最常见、最严重的并发症之一，也是甲亢死亡的主要原因，同时也是心血管疾病中易于误诊的疾病之一。甲亢心临床常见，发病人数约占甲亢住院患者总数的10%~22%。甲亢心的诊断标准是甲状腺功能亢进症诊断已明确，在排除其他原因的心脏病情况下符合下列心脏病症至少一项者：① 心脏增大；② 心律失常，如阵发性或持续性心房颤动、阵发性室上性心动过速、室性心动过速及房室传导阻滞等，但仅有窦性心动过速或期前收缩不包括在内；③ 心力衰竭；④ 心绞痛或心肌梗死。甲亢心的特点是甲亢完全得以控制后，绝大多数上述心脏病变基本治愈。近些年来发现，尽管甲亢的发生率女性远远高于男性（女性与男性之比为4~5∶1），但甲亢心的发生以男性多见，而且甲亢心的发生率随年龄增长而增高，即也好发于老年人，并发现弥漫性毒性甲状腺肿比结节性甲状腺肿伴甲亢、桥本氏病和毒性腺瘤更易发生甲亢心。甲亢病程越长，演变为甲亢心机率越高，游离T_4浓度高的甲亢也易演变为甲亢心。

（陈　龙　施　诚）

71. 甲亢心的临床表现及体征有哪些？

1. 高代谢症状及体征

患者表现为怕热、乏力、易激动、情绪不稳定、神经过敏、手颤、多食、消瘦、月经异常等。值得指出的是，老年人甲亢心高代谢症状及体征常不典型。

2. 心血管临床表现

（1）心律失常：以窦性心动过速及心房颤动常见，90%以上患者静息时心率>90次/min；心房颤动发生率可高达20%~40%，可表现为阵发性心房颤动或持续性心房颤动，病程越长，程度越重；年龄越大，心房颤动发生率越高。其次是房性早搏及室性早搏，少数患者表现为房室传导阻滞。

（2）心力衰竭：属高心排血量。由于肺动脉压及右心室收缩压和平均压均明显增高，患者易出现右心衰竭。尽管存在心动过速和心排血量增加，但左心衰竭少见，病程长、治疗效果差者易发展为全心衰竭，洋地黄及利尿剂治疗效果差。

（3）其他：常见收缩压升高，舒张压下降，脉压差增大，有时可有周围血管征象。

3. 其他表现

（1）贫血：常为轻中度贫血，约占甲亢心1/3。其发生原因为：① 交感神经兴奋性增强，抑制胃酸形成，影响铁的吸收；② 属高代谢，机体消耗过多，补充不足致营养不良，蛋白质、维生素等吸收障碍。

（2）糖代谢异常。其原因为：① 属高代谢，致肠道葡萄糖吸收以及肝脏葡萄糖产生增加；② 胰岛素敏感性降低，胰岛素抵抗；③ 脂类氧化显著增加，游离脂肪酸水平升高，随年龄增加，糖耐量降低越明显。

（3）消化系统表现：由于代谢亢进，常有纳食亢进、多食、消瘦、肝大、排便次数增多。但老年人常表现为纳呆、恶心、呕吐、便秘等不适。

（4）肌肉骨骼系统表现：肌无力、肌萎缩，重者可发生重症肌无力、周期性瘫痪伴低钾血症。

（陈　龙　施　诚）

72. 甲亢心诊断中要注意的问题有哪些?

甲亢心是甲亢较严重的并发症。许多甲亢心患者常以心血管症状（如阵发房颤等）为首发症状，常掩盖甲亢的其他症状，因此容易被误诊及漏诊。据统计，甲亢心误漏诊率可高达30%～60%，尤其是老年甲亢心，误漏诊率会更高。因此凡遇到下述情况时应高度怀疑甲亢心可能：① 无法解释的窦性心动过速，心脏增大；② 原因不明的房颤、房扑，洋地黄类药物及抗心律失常药物治疗效果差；③ 以右心室增大为主，或首发症状为右心衰竭，又无瓣膜性疾病、肺心病、先心病史者；④ 无明显原因的消瘦；⑤ 心脏病基础上出现顽固性厌食、恶心、呕吐、慢性腹泻等症状时；⑥ 心力衰竭时，心尖区第一心音增强，脉压增大，洋地黄控制心衰效果差等。

（陈　龙　施　诚）

73. 什么是睡眠呼吸暂停综合征?

睡眠呼吸暂停综合征（sleep apnea syndrome，SAS）是一种常见的睡眠呼吸障碍疾患，可分为阻塞性睡眠呼吸暂停（obstructive sleep apnea，OSA）、中枢性睡眠呼吸暂停（centric sleep apnea，CSA）及混合性睡眠呼吸暂停（mixed sleep apnea，MSA）。CSA为口、鼻气流及胸腹式呼吸均停止，持续≥

10 秒，此现象有别于 OSA；OSA 为口、鼻气流消失，胸腹式呼吸仍存在，持续时间≥10 秒；而 MSA 开始为中枢性呼吸暂停，继之为阻塞性呼吸暂停。OSA 临床常见，占睡眠呼吸障碍疾患的 90%。临床上单纯 CSA 少见，常和 OSA 同时存在成为 MSA。SAS 特点为在人 7 小时睡眠过程中，发生呼吸暂停（暂停时间在 10 秒以上）和低通气 30 次以上，或呼吸紊乱指数（respiratory disturbance index，RDI），即呼吸暂停低通气指数（apnea-hypopnea index，AHI，即平均每小时睡眠中的呼吸暂停与低通气次数）≥5 次。多年来，人们注意到 SAS 不但与呼吸科、耳鼻喉科、口腔科及神经科的一些疾病有关，而且与高血压、冠心病心肌缺血发病有密切关系。随着研究的深入，人们也发现 SAS，尤其是陈施呼吸-中枢性睡眠呼吸暂停（Cheyne-Stokes respiration-centric sleep apnea，CSR-CSA）还与心力衰竭相互影响，互为因果。心力衰竭可成为 CSR-CSA 发生原因及启动因素，而 CSR-CSA 又可促进心力衰竭的发生和发展。近 20 余年来人们研究发现，CSA 人群发病率为 1%～4%，男性多于女性，在心力衰竭人群中发病率可高达 40%～50%，并认为男性、低碳酸血症、心房颤动及高龄是心力衰竭合并 CSR-CSA 主要危险因素。研究还发现心力衰竭不但存在 CSA，而且存在 OSA，有近 55% 的舒张性心力衰竭患者与 OSA 有关，而 CSA 多见于收缩性心力衰竭患者，并发现存在 OSA 的心力衰竭患者如不经过及时有效治疗，经过数月的进展，有可能发展为 CSA。

（刘锡燕　李团叶）

74. 心力衰竭合并中枢睡眠呼吸暂停综合征的临床表现有哪些？

陈施呼吸-中枢性睡眠呼吸暂停（Cheyne-Stokes respiration-centric sleep apnea，CSR-CSA）由于夜间反复发生呼吸暂停或低通气征，可使交感神经系统兴奋性增加，致血管收缩，冠状动脉痉挛，水钠潴留，使心力衰竭合并 CSR-CSA 患者易发生夜间阵发性呼吸困难，端坐呼吸。因此有人认为阵发性呼吸困难，尤其是端坐呼吸，是心力衰竭伴 CSR-CSA 心功能严重受损的一项可靠指标，其敏感性及特异性远远超过肺内湿性啰音、水肿等指标。又由于夜间反复呼吸暂停及低通气导致心力衰竭患者深睡眠及快速动眼期减少，睡眠质量下降，表现为失眠、入睡困难，白天出现系列症状如乏力、困乏、嗜睡，久而久之出现记忆力下降，认知功能障碍等，打鼾较少发生于 CSR-CSA 患者。夜间睡眠状态下反复出现呼吸暂停和低通气，可导致交感神经-副交感神经兴奋性不断发生变化，加之 CSR-CSA 中 SpO_2 下降明显，使心肌缺血、缺氧，心肌异位兴奋点阈值降低致心律失常发生，甚至恶性心律失常发生，严重者可发生心源性猝死。多导睡眠分析仪是测定 SAS 的主要手段，此检测仪可检测包括脑电图、肌电图、心电图、肌动图、眼动图和口鼻或胸腹式呼吸及血氧饱和度等。在 CSR-CSA 中由于周期性发生的口鼻气流及胸腹式呼吸均停止，因此在多导睡眠分析图上表现为口鼻气流及胸腹式呼吸动作呈直线。CSR-CSA 多发生在非快速动眼期的Ⅰ、Ⅱ期，可见有逐渐增强又逐渐减弱的呼吸波型，可持续 15～130 秒，在通气高峰期伴微觉醒，随后有中枢性的呼吸暂停，可持续 5～60 秒。CSR-CSA 罕见发生于快速动眼期及慢波睡眠期，因此心力衰竭伴 CSR-CSA 患者总睡眠时间减少，睡眠效率下降。多导睡眠分析仪测定还发现 CSR-CSA 中伴 SaO_2 下降，其下降的谷值并非出现在呼吸暂停末，在呼吸暂停终止，通气恢复后 SpO_2 下降仍持续数秒，又由于 CSR-CSA 发生于非快速动眼期的Ⅰ、Ⅱ期，使快速动眼期及慢波睡眠期明显减少，因此低氧血症在心力衰竭伴 CSR-CSA 中更为突出。

（刘锡燕　李团叶）

75. 心力衰竭合并中枢睡眠呼吸暂停综合征患者的预后如何？

心力衰竭的预后是较差的，NYHA 心功能Ⅰ～Ⅱ级患者一年内病死率平均为 5%，NYHA 心功能Ⅱ～Ⅲ级患者一年内病死率为 10%～15%，而 NYHA 心功能Ⅳ级患者一年内病死率高达 50%。心力衰竭伴 CSR-CSA 患者预后更加恶劣，主要表现在病死率增加，其次表现在体力耐力差，生活质量差。有人研究发现，心力衰竭伴 CSR-CSA 者日常体力活动耐受性比心力衰竭不伴 CSR-CSA 者差，心力衰竭伴 CSR-CSA 者在较少体力活动负荷下即感心悸、气短、呼吸困难，而且这些患者 LVEF 低下及心律失常发生率远高于心力衰竭不伴 CSR-CSA 者。我们曾对 10 余例心力衰竭伴 CSR-CSA 患者进行动态心电图检测，发现心律失常发生率是较高的，达 91%，心律失常类型主要为频繁室性早搏、室性二联律、短阵室性心动过速、心动过缓等，并发现 LVEF 越低，心律失常发生率越高，并以室性心律失常为主要表现。因此不难看出心力衰竭伴 CSR-CSA 者病死率比心力衰竭不伴 CSR-CSA 者要高的原因所在，即心律失常是其主要原因。

（刘锡燕　李团叶）

76. 何为老年性退行性瓣膜病？它与风湿性瓣膜病的主要区别是什么？

老年性瓣膜病主要是指退行性心脏瓣膜病，或称老年钙化性心脏瓣膜病。随着年龄增长，心脏瓣膜结缔组织发生退行性变、纤维化、钙化等，从而导致瓣膜或支架的功能异常。本病是老年人常见的心脏瓣膜病，也是老年人心力衰竭和猝死的重要原因之一。

病理研究显示，在老年人的心脏中常有钙盐沉着，好发部位主要是在主动脉瓣、二尖瓣环以及心外膜的冠状动脉。主动脉瓣钙化比二尖瓣环钙化发生时间要早。老年性主动脉瓣钙化系从主动脉面基底部开始沿纤维板扩展，瓣叶边缘极少累及，无交界融合和瓣叶边缘变形，瓣叶活动通常不受限，这一点可与风湿性病变及炎性改变鉴别。主动脉瓣钙化约3/4合并二尖瓣钙化，二尖瓣钙化主要位于瓣环，瓣叶极少累及，多见于后叶心室面瓣膜下区和心室壁之间，主要损害瓣膜纤维组织和基底部。

（冯　双　许海峰）

第三章 心力衰竭与相关疾病治疗

1. 扩张型心肌病应如何防治？

治疗原则：① 阻止基础病因介导的心肌损害，有效控制心力衰竭、心律失常，预防猝死和栓塞；② 改善心肌营养代谢及能量供应，保护心肌；③ 提高患者生活质量和生存率。

国内多中心临床试验资料将 DCM 分为 3 期：早期阶段（NYHA 心功能 Ⅰ 级）、中期阶段（NYHA 心功能 Ⅱ～Ⅲ级）和晚期阶段（NYHA 心功能 Ⅳ 级）。DCM 的早期诊断和治疗可明显改善患者预后。心力衰竭的药物治疗：(1) 早期阶段针对病因治疗（如免疫性 DCM 的免疫学治疗），针对心室重构进行早期药物干预，包括 β 受体阻滞剂和血管紧张素转换酶抑制剂（angiotensin converting enzyme inhibitor, ACEI）/血管紧张素 Ⅱ 受体拮抗剂（angiotensin Ⅱ receptor blocker, ARB），可减少心肌损伤和延缓病变发展，显著改善成年人心衰患者和 DCM 患者的预后。(2) 中期阶段可针对心衰病理生理机制的三大系统（交感神经系统、RAAS、利钠肽系统）的异常激活，采用三大类神经激素拮抗剂 β 受体阻滞剂、ACEI/ARB/血管紧张素受体-脑啡肽酶抑制剂（angiotensin receptor neprilysin inhibitor, ARNI）、醛固酮受体拮抗剂（mineralocorticoid receptor antagonist, MRA）治疗被证实能够降低心衰患者的患病率和病死率。a. 存在体液潴留的患者限制盐的摄入，合理使用利尿剂；b. 所有无禁忌证者使用 ACEI/ARB（Ⅰ，A）或 ARNI 沙库巴曲缬沙坦钠片（Ⅰ，B）；c. 对无禁忌证、病情稳定且 LVEF＜45% 的患者积极使用 β 受体阻滞剂（Ⅰ，A）；d. 中重度心衰且无肾功能严重受损的患者可使用 MRA，地高辛主要适用于心衰合并快速房颤患者，可减慢心室率，但应注意监测患者体内地高辛浓度，用量偏小；e. 对经 β 受体阻滞剂治疗后心率＞70 次/min 的患者，可使用窦房结 If 通道阻滞剂伊伐布雷定 2.5～7.5 mg，bid（Ⅱa，B），以降低心衰住院与心血管死亡风险，但该药对于房颤时的心室率控制无作用。对 LVEF≤35% 的症状性慢性心衰患者，如不能耐受 β 受体阻滞剂或有禁忌，且静息心率≥70次/min，应该使用伊伐布雷定；f. 中药芪苈强心胶囊。在一项多中心随机临床研究中，512例心力衰竭患者（其中DCM占50%以上）分别接受中药芪苈强心胶囊和安慰剂治疗12周，两组NT-proBNP水平均有明显降低，但芪苈强心胶囊组较安慰剂组更显著降低NT-proBNP水平至少30%（47.95%∶31.98%，$P=0.002$），该项研究结果得到其他临床试验的验证（Ⅱa，B）；g. 肼屈嗪和二硝酸异山梨酯，此两种药物合用作为ACEI、ARB不能耐受患者的替代。对非洲裔患者，可合用用于使用ACEI、β受体阻滞剂和MRA后临床心功能仍为Ⅲ~Ⅳ级的患者，以降低病死率和心衰再住院率。

（3）晚期阶段经利尿剂、ACEI/ARB/ARNI、β受体阻滞剂、螺内酯、地高辛等药物治疗后心衰症状仍然不能缓解的患者可考虑静脉滴注正性肌力药物［多巴胺2~5 μg/（kg·min）、多巴酚丁胺2~5 μg/（kg·min）、米力农25~50 μg/kg负荷量，继以米力农0.375~0.750 μg/（kg·min）、左西孟旦12 μg/kg静脉注射10 min，继以左西孟旦0.1 μg/（kg·min）］和血管扩张剂［如硝酸甘油5~10 μg/min、硝普钠0.3~5 μg/（kg·min）（<72 h）、奈西立肽1.5~2 μg/kg静脉注射，继以奈西立肽0.01 μg/（kg·min）］；作为姑息疗法短期治疗（3~5天），以缓解症状（Ⅱa，C）。对药物不能改善症状者，建议采用超滤、左室机械辅助装置（left ventricular assist device，LVAD）或心脏移植等非药物治疗方法。

心力衰竭的心脏再同步化治疗（cardiac resynchronization therapy，CRT）：DCM心衰患者心电图显示QRS波时限延长>150 ms则提示存在心室收缩不同步，可导致心衰的病死率增加。对于存在左右心室显著不同步的心衰患者，CRT可恢复正常的左右心室及心室内的同步激动，减轻二尖瓣反流，增加心排血量，改善心功能。CRT适用于窦性心律且QRS≥150 ms伴左束支传导阻滞，经标准和优化的药物治疗后仍持续有症状，且LVEF≤35%的患者（Ⅰ，A）。安装CRT前需先行超声心动图（ultrasonic cardiography，UCG）评价。

心律失常和猝死的防治：室性心律失常和猝死是DCM的常见临床表现，预防猝死主要是控制诱发室性心律失常的可逆性因素。①纠正心衰，降低室壁张力；②纠正低钾低镁；③改善神经激素机能紊乱，选用ACEI和β受体阻滞剂（有直接抗心律失常作用）；④避免药物因素，如洋地黄、利尿剂的毒副作用。

置入式心脏转复除颤器（implantable cardioverter defibrillator，ICD）：恶性心律失常及其导致的猝死是DCM的常见死因之一，ICD能降低猝死率，可用于心衰患者猝死的一级预防及二级预防。一级预防，对经过≥3个月的优化药物治疗后仍有心衰症状，LVEF≤35%且预计生存期＞1年，状态良好的DCM患者，推荐ICD治疗（I，B）；二级预防，对曾发生室性心律失常伴血流动力学不稳定、且预期生存期＞1年的状态良好的DCM患者，推荐ICD治疗，降低DCM的猝死及全因死亡风险（I，A）。

栓塞的防治：栓塞是本病常见的并发症，DCM患者的心房、心室扩大，心腔内常见有附壁血栓形成。有附壁血栓形成和血栓栓塞并发症发生的患者必须接受长期抗凝治疗。由于多数DCM心衰患者存在肝淤血，口服华法林时须调节剂量使国际标准化比值（international normalized ratio，INR）保持在1.8～2.5之间，或使用新型抗凝药（如达比加群酯、利伐沙班）。对于合并心房颤动的患者中CHADS2-VASc评分男性≥2分，女性≥3分者，应考虑口服抗凝治疗（I，A），可使用华法林或新型抗凝药，预防血栓形成及栓塞。单纯DCM患者如无其他适应证，不建议常规应用华法林和阿司匹林。

FDCM由于存在与代谢相关酶的缺陷，可应用能量代谢药改善心肌代谢紊乱，改善心肌营养代谢及能量供应，保护心肌：①辅酶Q_{10}作为线粒体氧化磷酸化及电子传递过程的重要成分，参与氧化磷酸化及能量代谢的过程，并有抗氧自由基及膜稳定作用，能显著改善心肌能量代谢（用法：10 mg，每日三次）；②曲美他嗪是3-酮酰基辅酶A硫酯酶抑制剂，可抑制脂肪酸氧化和刺激葡萄糖氧化，显著改善心肌能量代谢，不影响血流动力学，对缺血心肌细胞提供一定程度的保护作用（用法：20 mg，每日三次）。

（陈　龙　罗英饰）

2. 肥厚型心肌病应如何防治？

药物治疗

目前药物治疗HCM的主要目的为改善症状、减少合并症和预防猝死。β受体阻滞剂为一线选择药物，如普萘洛尔（心得安），国外最大应用剂量可至200～400 mg/d，国内一般从30～60 mg/d起始或美托洛尔25～50 mg/d。也可使用非二氢吡啶类钙离子拮抗剂，其具有负性变时和减弱心肌收缩作用，可改善心室舒张功能，对减轻左心室流出道梗阻也具有一定治疗效果，可用于不能耐受β受体阻滞剂的患者。首选维拉帕米240～480 mg/d，或地尔硫草

30~90 mg/d。但对 LVOTG 严重升高（≥100 mmHg）、严重心衰或窦性心动过缓的患者，维拉帕米应慎用。有医生认为因维拉帕米有扩张血管的作用，不适用于梗阻性肥厚型心肌病。丙吡胺可改善静息或刺激后出现左心室流出道梗阻患者的症状，可作为候选药物，但口干、眼干和便秘等心脏外副作用相对较多。治疗急性低血压时对液体输入无反应的梗阻性肥厚型心肌病患者，推荐静脉用去氧肾上腺素（或其他单纯血管收缩剂）。而硝苯地平、硝酸酯类药物、ACEI 或 ARB 以及其他扩血管药物，不宜用于 HCM 的治疗，特别是伴有梗阻的患者，会加重梗阻，致晕厥、恶性心律失常发生。β 受体阻滞剂与非二氢吡啶类钙离子拮抗剂合用可能出现心动过缓及低血压，一般不建议合用。

1. 合并心衰的治疗

根据 2017 年《中国成人肥厚型心肌病诊断与治疗指南》Ⅱa 类推荐：（1）NYHA 心功能 Ⅱ~Ⅳ 级且 LVEF≥50% 的患者，若静息和刺激时均无左心室流出道梗阻，应考虑 β 受体阻滞剂、维拉帕米或地尔硫䓬治疗，以改善心衰症状；（2）NYHA 心功能 Ⅱ~Ⅳ 级且 LVEF≥50% 的患者，若静息和刺激时均无左心室流出道梗阻，应考虑低剂量利尿剂治疗，以改善心衰症状；（3）对于无左心室流出道梗阻，且 LVEF<50% 的患者，应考虑 β 受体阻滞剂及 ACEI 治疗，若 ACEI 不能耐受，可考虑 ARB 治疗，以降低心衰住院率和死亡风险；（4）NYHA 心功能 Ⅱ~Ⅳ 级且 LVEF<50% 的患者，应用小剂量袢利尿剂治疗，以改善心衰症状，降低心衰住院率；（5）NYHA 心功能 Ⅱ~Ⅳ 级且 LVEF<50% 的患者，无论是否服用 ACEI/ARB 和 β 受体阻滞剂，均应考虑接受盐皮质激素受体拮抗剂（如螺内酯）治疗，以降低心衰住院率和死亡风险。Ⅱb 类推荐：（1）NYHA 心功能 Ⅱ~Ⅳ 级且 LVEF≥50% 的患者，ACEI 或 ARB 治疗控制症状的有效性尚未明确，故应慎用在有静息或可激发的左心室流出道梗阻的患者（Ⅱb，C）；（2）NYHA 心功能 Ⅱ~Ⅳ 级、LVEF<50% 且无左心室流出道梗阻的永久性房颤患者，可考虑应用小剂量地高辛控制心室率（Ⅱb，C）。

2. 合并胸痛的治疗

Ⅱa 类推荐：对出现心绞痛样胸痛且无左心室流出道梗阻的患者，应考虑给予 β 受体阻滞剂和钙通道阻滞剂治疗以改善症状（Ⅱa，C）。Ⅱb 类推荐：对出现心绞痛样胸痛且无左心室流出道梗阻的患者，可考虑口服硝酸盐类药物以改善症状（Ⅱb，C）。对于胸痛合并左心室流出道梗阻的患者，治疗同左心室流出道梗阻的药物治疗。

3. 针对房颤

Ⅰ类推荐：（1）对所有伴发特发性、永久性、阵发性房颤的 HCM 患者，在无禁忌证的前提下建议口服抗凝药如华法林，将 INR 控制在 2~3，预防血栓栓塞，无须 CHA2DS2-VASc 评分系统评估患者卒中风险；（2）如房颤患者服用剂量调整后的华法林疗效不佳或不良反应过大时或不能监测 INR，可采用新型口服抗凝药如直接凝血酶抑制剂或 Xa 因子抑制剂进行治疗；（3）除非房颤原因可逆，否则在恢复窦性节律前建议终身接受口服抗凝药物治疗；（4）对房扑患者，建议采取和房颤患者一致的抗凝治疗；（5）对持续性或永久性房颤患者，建议采用 β 受体阻滞剂、维拉帕米和地尔硫䓬控制心室率。

非药物治疗

1. 外科手术治疗

针对梗阻性肥厚型心肌病，可采取肥厚室间隔心肌切除术。手术治疗可有效降低压力阶差，明显缓解或解除心衰症状，改善运动耐力，延长寿命，益处通常是持久的，且并发症较少见。国内外大量队列研究证实，HCM 患者接受外科手术治疗后，远期生存率接近正常人群。但该手术难度大，死亡率高，有经验的心脏中心围手术期死亡率为 1%~3%。手术适应证有两个。一是同时满足以下 2 个条件：① 药物治疗效果不佳，经最大耐受剂量药物治疗仍存在呼吸困难或胸痛（NYHA 心功能Ⅲ级或Ⅳ级）或其他症状（如晕厥、先兆晕厥）；② 静息或运动激发后，由室间隔肥厚和二尖瓣收缩期前移所致的 LVOTG≥50 mmHg。二是对于部分症状较轻（NYHA 心功能Ⅱ级），LVOTG≥50 mmHg，但出现中重度二尖瓣关闭不全、房颤或左心房明显增大等情况的患者，也应考虑外科手术治疗，以预防不可逆的合并症（Ⅱa，C）。并发症主要为心肌切除术出现完全性左束支传导阻滞，风险约 2%，其他并发症还有室间隔穿孔、心室破裂和主动脉瓣反流。

2. 起搏治疗

目前已有随机对照试验评价了双腔心脏起搏治疗对 HCM 的价值。研究显示，起搏治疗可减少流出道压力阶差 25%~40%，但个体间差异较大。对于其他病因有双腔起搏植入适应证的患者，选择右心室心尖起搏可望减轻左心室流出道梗阻。对梗阻性肥厚型心肌病患者植入起搏器需注意心脏起搏电极必须置于真正的右心室尖，以及房室间期（AV 间期）必须短于患者窦性心律的 PR 间期。起搏治疗的疗效与选择合适的 AV 间期有关。对于部分患者若静息或刺激时 LVOTG≥50 mmHg、窦性心律且药物治疗效果差，又因某些原因而不能行外科手术或室间隔消融治疗，或术后发生心脏传导阻滞风险较高，应考虑房室顺序起搏并优化 AV 间期，以降低 LVOTG，并改善 β 受体阻滞剂和/或维拉帕米的疗效。另外，如存在房性心律失常药物控制心室率不满意，可考虑行房室结消融加永久起搏器植入治疗。

3. 经皮室间隔化学消融术

经皮室间隔化学消融术于 1995 年最早报道，目前已较普遍应用。通过冠状动脉导管将无水乙醇选择性注入间隔支动脉，诱发室间隔凝固性坏死，使室间隔变薄，从而减轻流出道压力阶差和二尖瓣返流，改善心室舒张功能，消退肥厚心肌和减轻症状。对超过 4 000 例患者的随访观察显示，此方法与外科手术同样安全有效。手术成功率在 90% 以上。临床适应证：（1）经严格药物治疗 3 个月、基础心率控制在 60 次/min 左右，静息或轻度活动后仍出现临床症状，既往药物治疗效果不佳或有严重不良反应，NYHA 心功能Ⅲ级及以上或加拿大胸痛分级Ⅲ级的患者；（2）症状不严重、NYHA 心功能未达Ⅲ级，但 LVOTG 高及有其他猝死的高危因素，或有运动诱发的晕厥患者；（3）外科室间隔切除或植入带模式调节功能的双腔起搏器（DDD）失败；（4）有增加外科手术危险的合并症的患者。对于有症状患者血流动力学适应证为经胸超声心动图和多普勒检查，静息状态下 LVOTG≥50 mmHg，或激发后 LVOTG≥70 mmHg。主要的并发症为：（1）死亡，治疗相关死亡率为 1.2% ~4%；（2）高度或Ⅲ度房室传导阻滞发生率 2% ~10%，需安装起搏器进行治疗；（3）束支传导阻滞发生率 50%，以右束支为主；（4）心肌梗死，与前降支撕裂、乙醇泄露、注入部位不当等有关；（5）急性二尖瓣关闭不全或室间隔穿孔。经皮室间隔化疗消融术禁忌证：（1）非梗阻性肥厚型心肌病；（2）合并必须行心脏外科手术的疾病，如严重二尖瓣病变、冠状动脉多支病变；（3）无或仅有轻微临床症状，无其他高危因素，即使 LVOTG 高，亦不建议；（4）不能确定靶间隔支或球囊在间隔支不能固定；（5）室间隔厚度≥30 mm，呈弥漫性显著增厚；（6）终末期心衰；（7）年龄虽无限制，但原则上对年幼患者禁忌，高龄患者应慎重；（8）已存在左束支传导阻滞。

4. 基因治疗

基因筛查对 HCM 的预防、诊断及治疗均有重要的意义。基因治疗是未来 HCM 一个很有前景的治疗研究方向。

3. 肥厚型心肌病如何预防猝死?

目前认为安装 ICD 是预防 HCM 患者心源性猝死 (sudden cardiac death, SCD) 的唯一可靠方法。HCM 患者应避免参加竞技性体育运动，可能有助于预防 SCD。药物预防 SCD 效果不明确，胺碘酮可能有效（Ⅱb，C）。目前临床上预测 SCD 危险的指标包括以下 11 项（其中前 5 项是预测 SCD 的高危因素）。（1）早发猝死家族史：家族一级直系亲属中有 40 岁以前猝死病史，或确诊 HCM 患者一级亲属发生 SCD，此类患者 SCD 风险增加；（2）非持续性室性心动过速（non-sustained ventricular tachycardia，NSVT）：动态心电图监测的 HCM 患者约 20% 发生 NSVT，是 SCD 的独立危险因素；（3）左心室重度肥厚：左心室壁最大厚度≥30 mm 是青少年 SCD 的独立危险因素；（4）不明原因的晕厥；（5）运动血压反应异常：即从静息到最大运动量血压升高≤20 mmHg 或从最大运动量到静息血压降低≤20 mmHg，40 岁以下出现者危险增加；（6）发病年龄轻；（7）左心室流出道梗阻严重：有研究报道 LVOTG≥30 mmHg 是 SCD 的独立危险因素；（8）左房内径增大；（9）同时携带多个突变基因；（10）LGE：LGE 与死亡甚至 SCD 风险呈正相关；（11）其他：心肺运动试验中 LVEF 下降、心率反应异常、峰值摄氧量下降的患者预后差。对存在以下情况之一者，建议植入 ICD：（1）具有室颤、持续性室性心动过速或心脏骤停的个人史；（2）早发 SCD 家族史，包括室性快速性心律失常的 ICD 治疗史；（3）不明原因的晕厥；（4）动态心电图证实的 NSVT；（5）左心室壁最大厚度≥30 mm；（6）NSVT，年龄小于 30 岁；（7）运动低血压并有其他高危因素；（8）儿童不明原因晕厥、左心室严重肥厚、家庭成员 SCD 史。儿童 ICD 植入时需要顾及手术的高并发症风险。ICD 可有效终止致命性室性心律失常，使 25% 高危 HCM 患者生存，有效改善心功能，缓解流出道梗阻。未能植入 ICD 者，每 1~2 年需要进行风险评估。

（宋　飞　施　诚）

4. 充血型缺血性心肌病应如何预防和治疗?

充血型缺血性心肌病的预防

由于充血型缺血性心肌病继发于冠心病，如果能对冠心病进行有效的预防，就能减少充血型缺血性心肌病的发病。对冠心病的预防主要是对冠心病进行一级预防。所谓一级预防就是对危险因素的干预，高血压、高血脂和吸烟被认为是冠心病最主要的3个危险因素。所以降压、降脂和戒烟有利于减少冠心病的发病，冠心病发病率下降，充血型缺血性心肌病的发病率也随之下降。

充血型缺血性心肌病的治疗

1. 内科治疗

早期内科治疗尤为重要，有利于延缓充血型缺血性心肌病的发生和发展。早期治疗有赖于早期诊断。冠心病合并高血压的患者，首先要把血压降至正常范围；合并高血脂的患者，要力求将血脂调至达标范围；吸烟的患者应坚决戒烟。常规给予抗栓剂以防血栓。

洋地黄类药物地高辛对改善心功能有益，尤其是对尚有储备能力的心肌作用更为明显。而且洋地黄类对控制这些患者的室上性心律失常也有一定价值。

充血型缺血性心肌病患者的动、静脉血管阻力增高，应用血管扩张剂可以降低心脏负荷，减轻肺淤血的症状。

对有心律失常的患者采用抗心律失常药物时，应考虑这些药物的负性肌力作用对心力衰竭的影响。胺碘酮对室性心律失常等的治疗效果较好，负性肌力作用也较小。

2. 外科治疗

一般说来，外科搭桥手术适于有心绞痛症状和心功能仅中等受损的患者，严重的患者需要做心脏移植。有关资料表明，心脏移植手术后的5年存活率已达50%。接受心脏移植者一般要求年龄在55岁以下，同时没有严重疾病和需要使用胰岛素的糖尿病，肺血管阻力也不能过高。

（李团叶　许海峰）

5. 限制型缺血性心肌病应如何预防和治疗？

限制型缺血性心肌病的预防同充血型缺血性心肌病，以预防冠心病为主要前提，同时更要重视冠心病三大易患因素的预防和治疗。

限制型缺血性心肌病不易治疗，这是由心肌组织的纤维化和灶性瘢痕造成的。在没有急性心肌缺血发作的时候，心室的僵硬度就已经较高了，如果出现短暂的发作性心肌缺血，对心肌组织来讲无异于雪上加霜，使原本僵硬度就较高的心室僵硬度进一步增加，所以治疗主要是减轻发作性心肌缺血，并尽量纠正慢性持续性缺血。临床上常用硝酸异山梨酯、硝酸甘油、β受体阻滞剂（美托洛尔等）和钙离子拮抗剂（硝苯地平、氨氯地平等）治疗。有时也可考虑对合适的病例施行手术治疗，但效果不能肯定。

对于限制型缺血性心肌病的患者，不宜使用洋地黄等增加心肌收缩力的药物。

（李团叶　许海峰）

6. 糖尿病性心肌病应如何治疗？

糖尿病性心肌病尚无特殊治疗方法，主要以纠正代谢紊乱和对症治疗为主，尽量延缓心肌病向心力衰竭进展，并兼顾预防其他心血管并发症的发生。

（1）尽早应用胰岛素治疗，以利于严格控制血糖及糖尿病微血管病变进展。

（2）尽早识别"亚临床"性心肌功能减退的糖尿病性心肌病患者，早期进行干预，可明显延缓糖尿病性心肌病心功能不全的发生。可针对糖尿病性心肌病心肌细胞内钙超负荷及其早期心功能不全以舒张功能不全为主的特征，尽早应用钙拮抗剂、ACEI等药物。

（3）多数糖尿病性心肌病患者存在心脏自主神经病变，使患者交感神经系统活性增强。对这部分患者尽早应用β受体阻滞剂可使其自主神经系统恢复正常的调控功能，并且大大减少心脏性猝死的发生。

（4）有效控制血脂、血压、体重等危险因素。

（5）患者出现左心衰竭或收缩功能不全性心衰时，进行抗心力衰竭治疗。

（刘锡燕　薛宪骏）

7. 围产期心肌病应如何防治？

围产期心肌病发病原因不清，所以该病目前还没有特殊的预防措施。但针对发病的有关因素采取一些措施也是必要和有好处的。一般来讲，妇女在妊娠时应注意补充营养，如优质蛋白质、多种维生素等，并摄入足够的热量。同时在整个妊娠期间，要避免感冒。由于围产期心肌病妇女在再次妊娠时易复发，而且母亲的死亡率及致残率高，故应采取避孕或绝育的方法，以防因再次妊娠而发生围产期心肌病。

（刘锡燕　罗英饰）

8. 致心律失常性右室心肌病的临床特点是什么？应如何治疗？

致心律失常性右室心肌病临床表现复杂多变，1/2 的患者表现为心悸，1/3 的患者有晕厥史，近 1/10 的患者以恶性心脏事件为首发症状。家系患者中约半数可出现心源性猝死；心力衰竭较少见，发生率不足 10%；半数患者运动试验可诱发室性心动过速，应用异丙肾上腺素后诱发率可增加至 85%。心电图可有以下特征性改变：① 不完全右束支传导阻滞或完全性右束支传导阻滞；② 无右束支阻滞者其右胸导联（V_1—V_3）QRS 波增宽，超过 110 ms，伴 T 波倒置；③ 近 1/3 患者常规心电图可出现 Epsilon 波（E 波），系由部分右室纤维延迟激活所致。心肌活检可证实心肌被纤维脂肪组织所取代。

致心律失常性右室心肌病抗心律失常药物治疗主要用于减少室性心律失常所造成的症状，常用 β 受体阻滞剂，效果不好时可加用胺碘酮治疗，但远期效果不满意。射频消融治疗主要用于伴室性心动过速者，成功率不足 50%，而且易复发或形成新的室性心动过速，不应作为首选治疗措施。ICD 治疗可增加其生存率，为目前唯一有效预防心源性猝死的治疗措施。

（施　诚　张　麟）

9. 酒精性心肌病应如何防治？

酒精性心肌病一经确诊，首先必须立即戒酒。戒酒有利于症状及心功能恢复，有益于临床预后改善。研究证实，酒精引起的心肌抑制是可逆的，戒酒后心肌摄取标记的单克隆抗心肌抗体减少。有人对酒精性心肌病患者戒酒后进行 10 年的随访，发现戒酒后 10 年生存率为 100%。还有研究表明，一旦诊断为酒精性心肌病就立即戒酒的患者 4 年后病死率为 9%，而持续饮酒者病死率则达 51%。因此，酒精性心肌病患者一定要早期诊断，并且确诊后立即彻底戒酒，以延缓和终止心肌损害为治疗原则。治疗除对症及抗心衰治疗外，可应用曲美他嗪（万爽力）20 mg，一日三次，可对患者心肌细胞过氧化和重构起到保护作用，并辅以维生素 B 族药物治疗。

（袁　园　许海峰）

10. 如何治疗肥胖性心肌病？

治疗肥胖性心肌病的关键是降低体重。降低体重的关键在于控制总热量，摄取低盐饮食及加强体力活动锻炼。控制总热量在于减少高热量饮食，但不主张完全禁食，因为禁食会引起心肌钾消耗减少，从而诱发心室纤颤。表3-1是肥胖患者的建议食谱：

表3-1 肥胖患者的建议食谱

	重度肥胖	中度肥胖	轻度肥胖
食盐(g)	5	6	6
热卡(cal)	700	900	1 400
脂肪(g)	15	20	35
蛋白质(g)	60	60	70

研究证明，运动减肥及控制饮食减肥对身体功能状态没有不良反应。

此外，对肥胖性心肌病患者还应采取对症治疗，治疗心力衰竭和心律失常同DCM。

（袁 园 薛宪骏）

11. 炎症反应相关性心肌病临床表现及治疗原则是什么？

炎症反应相关性心肌病的典型临床表现为心动过速、呼吸困难、呼吸频率加快及较顽固的低血压和心功能不全。心动过速多数是在危重病基础上的窦性心动过速。呼吸频率加快常与成人呼吸窘迫相混淆或合并存在。查体可见血压低、口唇及四肢末梢发绀、心脏可正常或稍大，听诊可闻及心房和/或心室性奔马律、肺底湿性啰音。心电图示窦性心动过速，严重心肌损伤可有其他心律失常表现，如快速心房颤动、室性心律失常等。心肌酶谱可升高，但达不到急性心梗程度。血清肌钙蛋白T/I可明显升高，此常为全身性炎症反应相关性心肌病的客观依据。本病一旦发生心衰，核素心肌成像及超声心动图检查均可示心排血量减少，射血分数下降。由于危重病炎症反应是心肌病发生的主要原因，因此其治疗主要是在针对危重病炎症反应进行治疗的基础上纠正急性心力衰竭。治疗应为综合性的，必要时呼吸机供氧以改善机体缺氧状态；运用血管活性药物纠正低血压；应用抗生素、抗炎药物治疗炎症反应等。

（罗英饰　张　麟）

12. 什么是改善心肌能量代谢治疗？

心肌能量代谢障碍治疗，是指药物在不改变心率、血压和冠脉血流的前提下，通过改善心肌细胞的能量代谢过程，使心肌细胞获得更多的能量代谢物质，实现其生理功能需要的一种治疗方法。该治疗方法是原有治疗的补充和完善，不是替代原有的治疗。与传统方法不同，其最大特点是不改变血流动力学参数，即其能量的增加不是通过心肌耗能的减少途径获得，也不是靠改善血流供应而增加供氧和代谢底物使产能增加而获得。在病理条件下，增加供能和减少耗能已最大限度地发挥作用，而能量代谢治疗是利用有限的氧气，使底物产生更多的能源物质，消除代谢产物的不良影响。例如在心肌缺血时，可以增加糖酵解，产生更多的能量，抑制脂肪酸氧化，减少游离脂肪酸对心肌的损害作用，从而达到治疗的目的。当然，糖酵解产生的能量有限，能量代谢治疗的作用是延缓心肌坏死的发生，争取更多的治疗时间。

（陈　龙　施　诚）

13. 目前改善心肌能量代谢的药物有哪些？

（1）极化液（Glucose-Insulin-Kalium，GIK）能够增加心肌糖原贮备，减轻由心肌糖原贮备枯竭所致的心肌收缩功能损害。

（2）1,6-二磷酸果糖能加强细胞内高能基团的重建作用，促进葡萄糖代谢产生 ATP，调节缺氧细胞的能量代谢，保护缺氧心肌。

（3）曲美他嗪（trimetazidine，TMZ）是一种抗心肌缺血的代谢药，它不影响血流动力学的变化，主要通过选择性抑制线粒体 β 氧化中长链 3-酮酰辅酶 A 硫解酶（3-KAT）的作用，将氧化代谢底物由脂肪酸转向葡萄糖，优化心肌能量代谢。

（4）左卡尼汀：心肌缺血时脂肪氧化受到干扰，左卡尼汀是机体能量代谢中必需的体内天然物质，它的主要功能是促进脂类代谢。

（5）米屈肼（mildronate，又称 THP，MET-88）是一种新型心脏保护药，

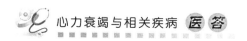

是卡尼汀的结构类似物。米屈肼作用部位在线粒体，在细胞水平改善心肌能量代谢。由拉脱维亚有机合成所研制，1989年由Grindeks公司首次在苏联上市销售。

（6）烟酸（niacin）及其衍生物能迅速降低血浆游离脂肪酸浓度，增加心肌摄取葡萄糖和乳酸。

（7）肉毒碱脂酰转移酶-I（carnitine palmitoyltransferase-I，CPT-I）抑制剂：CPT-I是线粒体游离脂肪酸氧化的第一个特异步骤。抑制CPT-I的药物（如：哌克昔林、乙莫克舍、羟苯甘氨酸）有助于治疗心绞痛。

（8）辅酶Q_{10}存在于人细胞线粒体内，参与能量转换的多个酶系统，但需特殊的脱辅基酶的存在才能发挥作用，而其生物合成需2~3个月的时间。

（陈　龙　施　诚）

14. 舒张性心力衰竭治疗原则是什么？

虽然舒张性心力衰竭与收缩性心力衰竭临床表现相似，但由于舒张性心力衰竭发病机理不同，因此治疗原则与用药也有所不同。其治疗原则是：纠正液体潴留（适度利尿可缓解肺淤血和外周水肿症状）；逆转左室肥厚（ACEI、ARB、β受体阻滞剂等治疗可逆转左室肥厚，改善心室舒张功能。β受体阻滞剂、钙拮抗剂可松弛心肌，维拉帕米、地尔硫䓬对肥厚型心肌病有益。舒张性心力衰竭临床试验不能证明ACEI、ARB、β受体阻滞剂等治疗可改善舒张性心力衰竭患者预后和降低心血管死亡率）；控制血压；冠脉血运重建治疗（冠心病患者若有症状或可证实的心肌缺血，可考虑冠脉血运重建）；控制房颤心率和节律（心动过速时舒张期充盈时间缩短，心搏量降低，建议快速性房颤应控制心室率，房颤转复并维持窦性心律可能有益）；不宜使用地高辛；若同时合并收缩性心衰，则以治疗收缩性心衰为主。

（陈　龙　施　诚）

15. 常用利尿剂的种类有哪些？各有什么作用？

不同的利尿剂作用于肾小管部位不同，其作用机制也不同。目前用于心力衰竭治疗的利尿剂有四类。

第一类为髓袢利尿剂，也称强效利尿剂，代表药物为呋塞米（速尿）、布美他尼（丁尿胺）、托拉塞米（特苏尼），三种均为临床常用药物。这三种利尿剂对 K^+ 代谢影响最大的为呋塞米，其次为布美他尼，托拉塞米相对影响较小。此类利尿剂可以抑制肾小管髓袢厚壁段对氯化钠的主动重吸收，使管腔液 Na^+、Cl^- 浓度升高，而髓质间液 Na^+、Cl^- 浓度降低，致渗透压梯度差降低，肾小管浓缩功能下降，致 Na^+、Cl^- 及水排出增加。由于 Na^+ 重吸收减少，远端肾小管 Na^+ 浓度升高，促使 $Na^+ - K^+$、$Na^+ - H^+$ 交换增加，K^+、H^+ 排出增多。它还可抑制近曲肾小管和远曲肾小管对 Na^+、Cl^- 的重吸收，促使远曲肾小管分泌 K^+。临床研究表明，髓袢利尿剂可使滤过 Na^+ 增加 20%~40%，自由水清除率较高，除非患者肾功能严重受损（肌酐清除率 < 5 mL/min），一般不会影响其利尿作用。布美他尼生物利用度优于其他髓袢利尿剂，一般 0.5 mg 布美他尼利尿作用相当于 20 mg 呋塞米。髓袢利尿剂有别于其他三类利尿剂在于：① 不仅作用于肾小管髓袢，而且对肾小管其他各段均有作用；② 由于它抑制前列腺素分解酶的活性，使前列腺素 E_2 含量增加，从而扩张肾小管，降低肾血管阻力，致肾血流量增加，尤其是肾皮质深部血流量增加，由于它使流经致密斑的 Cl^- 减少，可减弱或阻断球-管反射，使肾小管血流量增加同时不降低肾小球滤过率，更增强其利尿作用，并可预防急性肾功能衰竭发生；③ 此类利尿剂呈明显剂量-效应关系，随着剂量的增加，利尿效果越明显；④ 除有利尿作用外还有扩张静脉、迅速增加静脉容量、降低肺毛细血管楔压的作用，有利于对急性左心衰竭、肺水肿的治疗。

第二类为噻嗪类利尿剂，也称中效利尿剂，代表药物为氢氯噻嗪、美托拉宗及吲达帕胺，临床常用氢氯噻嗪。此类药物可抑制远曲肾小管前段和近曲肾小管对氯化钠的重吸收，从而增加远曲肾小管和集合管的 $Na^+ - K^+$ 交换，使 K^+ 分泌增加，并能抑制磷酸二酯酶活性，减少肾小管对脂肪酸的摄取和线粒体氧耗，从而抑制肾小管对 Na^+、Cl^- 的主动重吸收。由于此类药物使肾小管对 Na^+、水的重吸收减少，肾小管内压力升高，流经远曲肾小管的水和 Na^+ 增加，促使致密斑通过管—球反射使肾内肾素、血管紧张素分泌增加，致肾小管收缩，肾血流量下降，肾小球入球和出球小动脉收缩，肾小球滤过率也随之下降。因此此类药物利尿作用不如髓袢利尿剂。据研究，噻嗪类利尿剂仅使滤过 Na^+ 增加 5%~10%，自由水排泄减少，当肾功能中度受损时（肌酐清除率 < 30 mL/min），噻嗪类利尿剂丧失其利尿作用，此时应改用髓袢利尿剂。

第三类利尿剂为保钾利尿剂，其结构与醛固酮相似，为醛固酮的竞争抑制剂,代表药物为螺内酯、氨苯蝶啶、阿米洛利及依普利酮,临床常应用螺内酯。这类利尿剂作用于远曲肾小管和集合管的皮质段,阻断 Na^+-K^+ 和 Na^+-H^+ 交换,使 Na^+、Cl^- 和水排泄增加,K^+、Mg^{2+} 和 H^+ 排泄减少。由于此类利尿剂仅作用于远曲肾小管和集合管的皮质段,故利尿作用弱,为低效利尿剂,而且仅在体内存在醛固酮时才能发挥其利尿作用。

第四类利尿剂为血管升压素 V_2 受体拮抗剂(非肽类 AVP_2 受体拮抗剂),它可以升高血浆中 Na^+ 浓度,帮助多余的水分从尿中排出,增强肾脏处理水的能力。代表药物托伐普坦通过结合 V_2 受体减少水的重吸收,不增加排钠,可用于治疗伴有低钠血症的心力衰竭,在多种多囊性肾病动物模型研究中,托伐普坦显示出良好疗效。

(王宝丽 罗英饰)

16. 利尿剂在心力衰竭治疗中的地位如何?

利尿剂通过抑制肾小管特定部位对 Na^+、Cl^- 的重吸收,增加尿量和 Na^+ 的排泄,排除体内多余的水分,减轻心力衰竭时钠、水潴留,减少静脉回流,降低心脏的前负荷。目前利尿剂是唯一可以充分控制心力衰竭患者液体潴留的药物,可尽快减轻心衰患者的临床症状,可于数小时或数天内减轻肺水肿和外周性水肿。而洋地黄、β 受体阻滞剂、ACEI 等心衰常规治疗药物要减轻心衰患者的水肿可能需要数周甚至数月才能显效。因此,利尿剂的利尿作用是洋地黄、β 受体阻滞剂及 ACEI 所不可比拟的,利尿剂是唯一能够最充分控制心力衰竭患者液体潴留的药物。临床实践表明,利尿剂能对抗钠、水潴留,抑制肾小管重吸收 Na^+ 和水,排除体内多余的水分,能够改善心力衰竭患者的临床症状,但无法降低其病死率。必须指出的是,利尿剂虽然可有效控制心衰患者临床症状及液体潴留,但不可单独用于心力衰竭的治疗,必须与 ACEI、β 受体阻滞剂及(或)地高辛联合应用,才能发挥其长期治疗效果,大大减少心衰患者失代偿危险的发生。

(王宝丽 罗英饰)

17. 应注意利尿剂与哪些其他药物间的相互作用?

在应用利尿剂的过程中,要注意利尿剂与其他药物之间的相互作用,否则会降低利尿剂利尿效果,并带来一些较为严重的后果。如髓袢利尿剂及噻嗪类利尿剂与 NSAID 合用时,NSAID 可增加髓袢厚壁段对 Na^+、水的吸收,降低肾血流量,并降低利尿剂在肾小管中的浓度,因而会削弱髓袢利尿剂及噻嗪类利尿剂的利尿作用。髓袢利尿剂及噻嗪类利尿剂与肾上腺皮质激素、促皮质素及雌激素合用,也会降低利尿剂的利尿作用,并增加电解质紊乱(尤其低血钾)的发生率。在 ACEI 或 ARB 联合应用保钾利尿剂时要注意避免高血钾的发生。髓袢利尿剂与苯妥英钠、丙磺舒合用,也会降低其利尿作用。

(王宝丽　罗英饰)

18. 长期应用利尿剂需注意的问题有哪些?

1. 低钾血症及低镁血症

长期大量应用利尿剂可致低钾、低镁血症,患者可表现为乏力、纳差、恶心、腹胀,并可诱发心律失常甚至恶性心律失常。防治措施:

① 应用利尿剂同时应补钾,可静滴门冬氨酸钾镁注射液或口服氯化钾缓释片等。

② 及时纠正低钾、低镁血症。

③ 严密观察 K^+、Mg^{2+} 等电解质的变化,及时补钾,维持血钾在 4.0 mmol/L 以上。

④ 适度限制钠摄入(60~80 mmol/d),多吃含钾的食物。

⑤ 与 ACEI 或 ARB 联合应用。

⑥ ACEI 或 ARB 与保钾利尿剂合用时要注意避免高钾血症的发生。

2. 低钠血症

此为应用利尿剂的常见并发症。发生低钠血症时,区别是真性低钠血症还是稀释性低钠血症是十分重要的。真性低钠血症见于大量用利尿剂,又限制心衰患者水摄入及盐摄入的情况,属容量减少性低钠血症,患者表现为乏力、精神差、头昏、嗜睡、直立性低血压、尿少、尿比重高、血细胞比容高,治疗上应补钠盐。而稀释性低钠血症又称难治性水肿,是由于大量利尿剂应用,仅限盐摄入,未限水摄入,因此患者水潴留较钠潴留明显,属高容量低钠血症,治疗上应严格限制水摄入,并按利尿剂抵抗治疗。

3. 低血容量及低血压

过度利尿可致绝对或相对血容量不足,血压下降,心力衰竭恶化。防治措施：

① 停用利尿剂，勿过度严格限制钠及水摄入。

② 密切监测尿量、尿比重、体重及血细胞比容变化。

③ 在密切监测心力衰竭情况下，适度补充血容量，必要时应用多巴胺。

4. 高尿酸血症

长期大剂量应用噻嗪类及髓袢利尿剂可减少尿酸的排出，致高尿酸血症发生，部分患者可发生痛风。对于痛风患者应尽量避免应用利尿剂，如必须用，应短期应用起效快、作用时间短的髓袢利尿剂。需长期应用利尿剂时，应依心功能、肾功能、体重情况及时调整利尿剂剂量，以最小有效剂量长期维持治疗。根据临床观察，对于应用利尿剂致长期高尿酸血症者，因存在嘌呤代谢问题，不管有无症状，均应进行降尿酸治疗。相反，对于用利尿剂后短期尿酸高者，应注意及时调整利尿剂剂量及保护肾功能，一般不需要降尿酸治疗。

5. 脂代谢及糖代谢异常

长期应用利尿剂可抑制胰岛素释放和组织对葡萄糖的利用，使糖耐量降低，血糖升高，一般停用利尿剂后即可恢复正常。但对于有糖尿病或糖耐量低下者应慎用利尿剂，因长期应用可加重糖尿病或导致糖尿病的发生。长期大量应用利尿剂还可致胆固醇升高，甘油三酯升高，高密度脂蛋白胆固醇降低，可促进动脉粥样硬化的发生。故对于脂代谢、糖代谢异常者应慎用利尿剂，尤其是噻嗪类利尿剂。

6. 神经性耳聋

神经性耳聋常见于大剂量应用中效尤其是高效利尿剂（呋塞米）时，部分患者可发生眩晕、耳鸣、听力下降及耳聋等耳毒性反应。临床需大剂量应用利尿剂时，采用持续静滴髓袢利尿剂的方式可有效减少利尿剂耳毒性的发生。在大剂量应用利尿剂过程中，应避免与氨基糖苷类抗生素（如庆大霉素、链霉素、卡那霉素等）合用。

7. 内分泌功能紊乱

心力衰竭患者应用螺内酯治疗时，8%~10%的男性患者可以发生乳房增生症、阳痿、性功能减退，女性患者可发生月经紊乱。在治疗时，改用依普利酮可大大减少此副作用的发生。

（王宝丽　罗英饰）

19. 高尿酸血症的药物治疗应注意哪些问题？

高尿酸血症的药物治疗应注意以下问题：

（1）积极控制合并的一些疾病，如高血压、冠心病、糖尿病、高脂血症、心力衰竭、肾脏疾病等。在积极控制上述疾病的同时要降尿酸治疗，适用ARB的患者，应用氯沙坦或阿利沙坦酯治疗，因为这两种药具有促尿酸排泄的作用。

（2）对有痛风、慢性肾脏疾病且血尿酸≥420 μmol/L（7mg/dL）者，无症状高尿酸血症、有心血管危险因素或心血管疾病或代谢性疾病且血尿酸≥480 μmol/L（8mg/dL）者，无症状高尿酸血症、无心血管危险因素或心血管疾病但血尿酸≥540 μmol/L（9 mg/dL）者应行药物降尿酸治疗。目前降低尿酸的药物主要分为三种：增加尿酸排泄药物（苯溴马隆、丙磺舒）、抑制尿酸合成药物（别嘌醇、非布司他）和促进尿酸分解药物（拉布立酶、聚乙二醇尿酸酶）。苯溴马隆可抑制肾小管对尿酸的重吸收，增加尿酸的排泄而达到降低尿酸的目的，一般适用于尿酸排泄减少型、对别嘌醇过敏或疗效不佳者，有尿酸性结石者不宜使用，用药期间应碱化尿液并保持尿量。服用方法：50 mg，一日一次；最大剂量 100 mg，一日一次。不良反应包括胃肠道症状、皮疹、肾绞痛、粒细胞减少等，罕见严重的肝毒性。丙磺舒初始剂量0.5 g/d，最大剂量 2 g/d，对磺胺过敏者禁用。别嘌醇抑制黄嘌呤氧化酶活性，从而减少尿酸的生物合成，使血尿酸浓度下降，临床上多用于尿酸生成增多型者。服用方法：开始剂量 50 mg，一日三次，逐渐加量，至 300～600 mg/d。不良反应包括胃肠道症状、皮疹、药物热、肝酶升高、骨髓抑制等，有条件时亚裔人群在用药前可行 HLA-B*5801 检测。非布司他不完全依赖肾脏排泄，可用于轻至中度肾功能不全者，从 20～40 mg/d 开始，最大剂量 80 mg/d。其不良反应主要有肝功能异常、腹泻等。值得指出的是，上述两类降低血尿酸的药物不能用于急性痛风发作时，必须在痛风性关节炎急性炎症控制后再应用（急性发作后两周），否则会造成痛风性关节炎持续。急性痛风发作时应用秋水仙碱、非甾体抗炎药（nonsteroidal anti-inflammatory drug，NSAID）或糖皮质激素。糖皮质激素用于 NSAID、秋水仙碱治疗无效或禁忌及肾功能不全者。短期中等剂量糖皮质激素口服或关节腔注射对急性痛风性关节炎有明显疗效。降尿酸治疗初期预防性使用小剂量秋水仙碱（0.5～1 mg/d）3～6个月，可减少降尿酸过程中出现的痛风急性发作。促进尿酸分解药物能催化尿酸氧化为水溶性更高的尿囊素从肾脏排泄，从而降低血尿酸水平。拉布立酶0.2 mg/(kg·d)，加入生理盐水50 mL中，30分钟左右输完，疗程5～7天。培戈洛酶8 mg加入生理盐水250 mL中静脉滴注，滴注时间不少于2小时，每2～4周给药一次，至少连用6个月。其用于肿瘤溶解综合征的高尿酸血症，尤其是化疗导致的高尿酸血症，不良反应有过敏反应、溶血、高铁血红蛋白血症。治疗后的高尿酸血症，血尿酸水平控制目标应＜360 μmol/L，在伴有严重痛风时建议控制目标＜300 μmol/L，不推荐长期维持血尿酸水平＜180 μmol/L。

（刘锡燕　施　诚）

20. 脑利钠肽是否有益于慢性心力衰竭的治疗？

由于BNP可以拮抗RAAS，抑制内皮素活性和交感神经活性，具有扩张动静脉血管以及利尿、利钠作用，可增加每搏血量而增加心排血量，因此BNP已被开发成治疗失代偿性心力衰竭的一类新药。奈西立肽（nesiritide）药物是利用基因工程技术合成的，与人BNP完全相同的重组产品，可以改善急性失代偿性心衰患者的血流动力学状况，显著降低心力衰竭患者肺毛细血管楔压、肺动脉压力、心房压和体循环血管阻力，减轻心脏前负荷，缓解心力衰竭患者临床症状，产生利钠利尿作用的同时可抑制内皮素-1、去甲肾上腺素和RAAS，比硝酸甘油、多巴酚丁胺、米力农等药物有更好的疗效，可显著降低心力衰竭患者住院病死率。所以美国食品药品监督管理局（Food and Drug Administration，FDA）于2001年正式将奈西立肽用于临床治疗失代偿性心力衰竭患者。该药对于急性心力衰竭患者不仅使用安全，而且可明显改善患者血流动力学和呼吸困难的相关症状。

（陈　龙　罗英饰）

21. 心力衰竭合并房颤如何进行心室率控制？

NYHA心功能Ⅰ～Ⅲ级的患者，首选口服β受体阻滞剂（Ⅰ，A）；若对β受体阻滞剂不能耐受、有禁忌证、反应欠佳，HFrEF患者可用地高辛（Ⅱa，B），HFpEF患者可用非二氢吡啶类钙通道阻滞剂（维拉帕米、地尔硫䓬）（Ⅱa，B）；以上均不耐受者可以考虑胺碘酮（Ⅱb，C），或在β受体阻滞剂或地高辛的基础上加用胺碘酮（Ⅱb，C）。NYHA 心功能Ⅳ级的患者，应考虑静脉应用胺碘酮或洋地黄类药物（Ⅱa，B）。需注意急性失代偿性心衰的患者应避免使用非二氢吡啶类钙通道阻滞剂。此外应避免 β 受体阻滞剂、地高辛及胺碘酮三者联用，因三者联用具有导致严重心动过缓、三度房室传导阻滞和心脏骤停的风险。另外，LVEF≤40% 的心衰患者应避免使用决奈达隆及长期口服Ⅰ类抗心律失常药物。心力衰竭伴房颤者，有效心室率的控制不仅可以减轻患者临床症状，稳定其血流动力学状态，改善心功能，提高其生活质量，而且因快速房颤所致心动过速心肌病在心室率控制并稳定后6个月可以逐渐恢复。心力衰竭伴快速房颤者宜应用胺碘酮减慢其房室传导，由于胺碘酮有潜在复律作用，故在应用中要充分抗凝治疗，以免复律时诱导栓塞事件发生。胺碘酮静脉负荷量为 150 mg（3～5 mg/kg），稀释后缓慢静注，如无效，10～15 分钟后可重复，随后 1 mg/min 静滴 6 小时，6 小时后减量至 0.5 mg/min 静滴，共 24 小时，24 小时总量 < 1.2 g。应用时应注意血压及心率变化。如心力衰竭伴快速房颤出现低血压、心绞痛等情况，应及时行电击复律。非二氢吡啶类钙拮抗剂可有效控制心室率，但因此类药物有明显负性肌力作用，故禁用于心力衰竭伴房颤心室率控制。多非利特及伊布利特可有效转复心力衰竭伴房颤，但无明显控制房颤心室率的作用。房颤患者的最佳心室率控制目标值尚不明确。RACEⅡ研究评估了宽松心室率控制（静息心率<110 次/min）和严格心室率控制（静息心率<80 次/min）对房颤患者预后的影响，发现两种治疗策略的主要复合终点（心血管病死亡、心衰住院、脑卒中、栓塞、出血、恶性心律失常事件）无显著性差异。目前建议心室率控制以减少运动和静息时的症状为目的，可以控制在 60～100 次/min，不超过 110 次/min。

（刘锡燕　罗英饰）

22. 舒张性心力衰竭时利尿剂应如何使用？

舒张性心力衰竭时利尿剂的用法有别于收缩性心力衰竭，主要是利尿剂选择、用法及疗程上的不同。在急性舒张性心力衰竭时应用髓袢利尿剂，可通过迅速减少血容量，降低肺毛细血管压力和左房压力，使左室压力-容量曲线下移，减轻肺淤血，迅速缓解呼吸困难等临床症状，因此在急性舒张性心力衰竭与慢性收缩性心力衰竭急性失代偿期利尿剂用法是相同的。但对于慢性舒张性心力衰竭患者，减轻临床症状及消除水钠潴留应选用在较低剂量下即有效的利尿剂治疗。此外，必须认识到舒张性心力衰竭患者往往是前负荷依赖的，常需要较高的左室充盈压来维持心排血量，所以在舒张性心力衰竭时左室舒张末压力的较小改变即可导致左室搏出量的变化。利尿剂对容量改变较敏感，因此应用利尿剂治疗舒张性心力衰竭时应从小剂量开始，并依患者临床情况，逐渐调整利尿剂剂量，并严密观察血压、体重、出入量及患者临床表现。一旦患者临床症状消失，水钠潴留消失，体重恒定，即可以逐渐减少利尿剂剂量，直至停止应用利尿剂。因为长期应用利尿剂可引起神经激素活性增加，肾素活性增加，反可使舒张性心力衰竭病情恶化。这点是与收缩性心力衰竭应用利尿剂治疗的不同之处。

（王宝丽　罗英饰）

23. 为什么血管紧张素转换酶抑制剂是治疗心力衰竭的基石？

目前心力衰竭的治疗模式已从改善血流动力学模式转向阻止神经内分泌模式，心力衰竭的药物治疗从传统的"强心、利尿及扩张血管"转变为"以 ACEI 及 β 受体阻滞剂为主，辅以强心剂、利尿剂"的综合治疗。其中 ACEI 已得到大量的循证医学证据证实其治疗效果，为治疗心力衰竭的主要基石，是目前治疗心力衰竭的主要药物。1987 年公布的 CONSENSUS 临床试验是最早用于评价 ACEI 对心力衰竭疗效的试验，从此开创了 ACEI 治疗心力衰竭新纪元。Garg 等人汇总分析 32 项临床试验，其结果显示 ACEI 治疗心力衰竭可使心力衰竭病死率或住院率下降 35%（$P<0.001$），心力衰竭总病死率下降 23%（$P<0.001$）。迄今又进行了多项大型临床研究，其结果几乎一致。ACEI 可以降低心力衰竭患者总病死率 25%~26%，可缓解心力衰竭患者的症状，如减轻呼吸困难，提高运动耐量及生活质量，可显著改善左心室功能、提高 LVEF。这些研究无疑确定了 ACEI 在治疗心力衰竭中的重要地位。因此美国心脏病学会及 ESC 在心力衰竭治疗指南中均指出，所有 LVEF 降低的左心室收缩功能不全患者，除非有禁忌证或不能耐受，均应长期应用 ACEI（证据水平 A，Ⅰ级）。在无液体潴留情况下，应首先使用 ACEI；如有液体潴留，应同时给予利尿剂（证据水平 B，Ⅰ级）。β 受体阻滞剂也是心力衰竭治疗的基石，众多研究已证明 β 受体阻滞剂在治疗心力衰竭上的益处均是在 ACEI 及利尿剂应用的基础上获得的。β 受体阻滞剂可使心力衰竭患者病死率进一步降低 34%~35%，而且可显著降低心力衰竭患者猝死率 41%~44%。尽管

CIBIS Ⅲ 研究结果显示，在病情稳定并且无体液潴留的 NYHA Ⅱ 级或 NYHA Ⅲ 级心力衰竭患者，先用 β 受体阻滞剂疗效与 ACEI 相当，合用 β 受体阻滞剂及 ACEI 可收到较好效果。但从无数临床研究发现，对于大多数心力衰竭患者应先用 ACEI，后应用 β 受体阻滞剂。其原因为多数心力衰竭患者有液体潴留，先应用 ACEI 及利尿剂可明显改善心力衰竭患者血流动力学状态及心功能，而后再应用 β 受体阻滞剂较安全，可大大减少 β 受体阻滞剂的不良反应。

（刘锡燕　薛宪骏）

24. 所有种类的血管紧张素转换酶抑制剂都有益于心力衰竭治疗吗？

目前临床上常用的 ACEI 有十余种，按其分子中锌原子结合的基团不同，可将 ACEI 分为含羧基、含磷基及含巯基或硫基三大类。其中含羧基的 ACEI 为依那普利、西拉普利、赖诺普利、雷米普利、培哚普利、贝那普利等；含磷基的 ACEI 为福辛普利等；含巯基的 ACEI 为卡托普利、佐芬普利等。尽管这些 ACEI 有不同的药代动力学特点，但具有"类效应"，即① 作用于 RAAS，抑制血管紧张素 Ⅰ 转化为 Ang Ⅱ，减轻 Ang Ⅱ 对心脏及血管的毒性作用，并使心脏及血管中的 Ang Ⅱ 的 1 型受体（AT_1）表达下降，局部醛固酮生成减少，有利于减轻心肌缺血再灌注损伤，逆转心室重塑；② 通过抑制缓激肽降解，使局部缓激肽浓度升高，前列腺素生成增加，致血管扩张，降低心肌耗氧量，抑制心肌纤维化和细胞增生，抑制心肌细胞凋亡；③ 抑制交感神经递质释放，有助于减轻心脏负荷和改善心功能。正是由于 ACEI 有上述作用，故可用于心力衰竭治疗。妊娠、低血压、肾功能不全（血肌酐 > 3 mg/dL，血钾 ≥ 5.5 mmol/L）、双侧肾动脉狭窄时禁用 ACEI。但在临床实践中，并非所有的 ACEI 都有益于心力衰竭治疗，卡托普利、依那普利、赖诺普利、培哚普利、雷米普利及群多普利能有效降低心力衰竭患者的病残率及病死率，其他的 ACEI 未能得到循证医学证据证实对心力衰竭有益。因此在治疗心力衰竭过程中，选用已取得循证医学证据的 ACEI 是十分重要的。

（刘锡燕　薛宪骏）

25. 在心力衰竭时如何滴定血管紧张素转换酶抑制剂剂量？

低血压是应用 ACEI 常见的副作用，故在应用过程中，应从小剂量起始，如能耐受ACEI制剂，每隔3~7天逐渐递增其剂量直至最大耐受剂量。每次剂量调整前后应密切监测与ACEI有关的低血压、肾功能恶化、K^+潴留等，及与缓激肽相关的咳嗽、血管神经性水肿等副作用。一旦发现发生这些副作用，应对症治疗并放慢ACEI递增的速度。患者有低血压史、低钠血症、糖尿病、氮质血症及同时应用保钾利尿剂者，ACEI递增速度更要减慢。临床实践表明，只有达到ACEI靶剂量或最大耐受剂量时，ACEI才能有效地抑制神经内分泌异常作用。赖诺普利治疗和生存评价试验是观察不同剂量赖诺普利对心力衰竭患者长期预后的影响，高剂量赖诺普利（30~40 mg/d）与低剂量赖诺普利（2.5~5.0 mg/d）治疗心力衰竭，随访3~4年，发现高剂量组降低心力衰竭患者病死率和住院率明显优于低剂量组，高剂量组对心力衰竭患者临床症状的改善也明显优于低剂量组，对ACEI的耐受性方面两组无差异，因此应用ACEI治疗心力衰竭时应逐渐递增剂量至目标剂量或最大耐受量。一般来讲ACEI滴定剂量至靶剂量所需时间较β受体阻滞剂短，需1~2个月时间，但是一旦达到目标剂量或最大耐受量时应长期维持治疗。ACEI对于心力衰竭的治疗效果通常需连续用药2个月或更长时间才能显现出来。在临床实践中有两种情况一定要杜绝：① 用ACEI治疗1~2个月未见临床症状改善，也无ACEI副作用发生，就认为ACEI无效，于是减小ACEI剂量，甚至停用ACEI，这种做法是不对的。我们认为即使应用ACEI后心力衰竭患者临床症状改善不明显，但长期应用仍可减少心力衰竭患者病死率和再住院率。② 用ACEI治疗后，见到临床症状明显改善，则将ACEI剂量减小，这种做法也不对，这样做可使心力衰竭患者的病情反复，而且对改善心脏重塑不利，大大延长了心室重塑恢复的时间。值得重视的是，在临床上不能等到ACEI剂量达标后才应用β受体阻滞剂，因为ACEI及β受体阻滞剂从不同途径抑制神经内分泌过度激活，从而可较好地逆转或延缓心室重塑，因此两种药物合用有较好的协同作用。实践证明，两药较早联合应用有助于尽快地改善心力衰竭患者的心功能，有利于改善心力衰竭患者的预后。因此在ACEI使用后，只要心力衰竭患者病情稳定，无液体潴留征象，就应及时给予小剂量β受体阻滞剂治疗，并采用交错滴定方式，力求使ACEI及β受体阻滞剂逐步达到各自的靶剂量。根据我们自己的经验，我们认为两种药物联合应用可以减少单独滴定β受体阻滞剂所发生的副作用，但交错滴定达到目标剂量所需时间远远大于单药达到靶剂量所需时间，一般需2~4个月。常用ACEI治疗心力衰竭的参考剂量见表3-2。

表 3-2　常用 ACEI 治疗心力衰竭的参考剂量

药物	起始剂量	目标剂量（最大耐受量）
卡托普利	6.25 mg，一日三次	25～50 mg，一日三次
依那普利	2.5 mg，一日一次	10 mg，一日两次
赖诺普利	2.5 mg，一日一次	5～10 mg，一日一次
雷米普利	1.25～2.5 mg，一日一次	2.5～5.0 mg，一日两次
群多普利	1 mg，一日两次	5～10 mg，一日一次

（刘锡燕　薛宪骏）

26. 血管紧张素转换酶抑制剂有哪些药物不良反应？

根据 ACEI 药理学原理，ACEI 副作用大致可分为两方面。一为与 AngⅡ 抑制有关的副作用，如低血压、肾功能损伤、钾潴留等。二为与抑制缓激肽降解致缓激肽在体内过多积聚有关的副作用，如咳嗽、血管神经性水肿等。

（1）低血压：为最常见副作用，多见于老年人、血容量不足、电解质紊乱、首次应用 ACEI 剂量过大等。常发生于应用 ACEI 最初 24 小时内，或与血管扩张剂（硝酸甘油、硝酸异山梨酯等）及利尿剂联合应用时。为防止低血压不良反应发生，首先应妥善调整内环境稳定，如应用 706 代血浆纠正血容量不足，纠正水、电解质和酸碱平衡紊乱等。初次应用 ACEI 时剂量要小，服药后患者应取坐位或卧位休息半小时，如血压低，则应将血管扩张剂及利尿剂剂量减小。如血压仍低，则应停用利尿剂或/及血管扩张剂。

（2）肾功能损害：在心力衰竭时由于肾灌注不良，肾小球滤过率明显依赖血管紧张素Ⅱ介导的出球小动脉收缩，此时如抑制血管紧张素转换酶，可致肾功能恶化，这是由于失去 AngⅡ 的支持后，肾小球滤过率将会降低。那些需 RAAS 支持而维持肾稳态的心力衰竭患者更易发生肾功能不全。在严重心力衰竭患者，ACEI 应用后有15%～30%的患者可出现血肌酐升高，如继续应用 ACEI，多数患者血肌酐可维持稳定或恢复到治疗前水平，因此此种血肌酐暂时升高为功能性的，不应作为停止应用 ACEI 的指征。一般来讲，用 ACEI 后血肌酐由正常水平升高至 200 mmol/L 或在原肌酐基础上提高 25% 时，应减小 ACEI 剂量并严密监测肌酐。如应用中血肌酐升高 >3 mg/dL（265.2 mmol/L），则应停用 ACEI 治疗。由于心力衰竭患者多数已步入老年，这些患者高血压、糖尿病的伴发率较高，这些疾病对肾脏的危害较大，会不同程度地损伤肾功能，对于轻中度肾功能损害者，应用 ACEI 有助于保护肾功能，延缓肾功能损害。对于肾功能肌酐 >3 mg/dL 的患者，用 ACEI 不仅无效，还可加重肾功能损伤。由于 ACEI 可降低肾小球内压力，减少肾小球膜细胞和内皮细胞的收缩性能，并对肾脏有特殊的保护功能，故对轻中度肾功能不全者，在密切监测肾功能、血钾、血钠、出入量等情况下，主张用 ACEI 治疗。在治疗过程中应用小剂量多巴胺加 706 代血浆 250 mL 缓慢静滴，有益于扩张肾血管，改善肾功能。如患者系全心衰竭，液体潴留明显，我们主张短期持续静滴髓袢利尿剂，不主张间断大剂量应用利尿剂，这样有益于对肾小管保护，也有益于缓解肾功能进一步损伤。

（3）高血钾：由于 ACEI 减少 Ang Ⅱ 的生成，阻止醛固酮合成，减少钾的丢失，可致血钾升高。临床上当合并有肾功能不全、糖尿病或合用保钾利尿剂时，高钾血症是十分常见的。为防止高钾血症的发生，应用 ACEI 时除应密切监测血清钾及肾功能外，还应避免合用保钾利尿剂，尤其存在肾功能损伤时。

（4）咳嗽：由于缓激肽在体内过多积聚，直接作用于咳嗽反射的传入神经，并通过局部的轴突反射机制使相连的感觉神经 C 纤维末梢兴奋而释放致炎多肽、P 物质及神经肽 Y 等，致气道组织局部释放组胺，使支气管黏膜充血，炎症细胞浸润，黏液分泌增加，致咳嗽发生。咳嗽是 ACEI 最常见的副作用，发生率达 15%～30%，我们对 106 例应用 ACEI 的患者进行临床分析发现，咳嗽发生率达 22.3%。其特点为刺激性干咳，以夜间及卧位时加重，闻到异味时易诱发干咳，多发生于 ACEI 治疗的前 4 周，且以第一周居多。我们统计还发现，59.3% 的患者咳嗽发生于服用 ACEI 后第一周内，改用其他 ACEI 制剂，多数患者仍会咳嗽。症状轻者可改变服用药物时间，如晚上服 ACEI 制剂并口含复方甘草片，对于症状重者应停用 ACEI，改服血管紧张素受体阻滞剂治疗。

（5）味觉异常：当患者肾功能不全或应用 ACEI 剂量过大时，2%～10% 的患者可发生味觉异常，一般不停药继续用药 2～4 周后可自行消失。

（6）白细胞、中性粒细胞减少：少数患者由于应用 ACEI 后血压偏低，骨髓供血减少，可致白细胞、中性粒细胞减少，常发生于服用 ACEI 1～3 个月后，停服 ACEI 后 2～4 周内可自行恢复。

（7）胎儿畸形：妊娠期间服用 ACEI 可致胎儿畸形、胎儿发育不良、死胎发生。故妊娠期间禁用 ACEI。在哺乳期一些亲脂性强的 ACEI，如雷米普利、福辛普利等可分泌于乳汁中，影响婴儿发育，故哺乳期妇女禁用 ACEI。

（8）血管神经性水肿：可致声带水肿或喉头水肿，此可能为致命性的副作用，应引起高度重视，但此副作用的发生十分罕见。

（刘锡燕　薛宪骏）

27. 为什么要注意血管紧张素转换酶抑制剂与阿司匹林等常用药物的联合应用？

1. 阿司匹林

阿司匹林与 ACEI 合用是否对 ACEI 临床作用有影响，此问题一直有争论，有人认为阿司匹林抑制了前列腺素的合成，从而影响慢性心力衰竭患者动脉功能及 ACEI 的效能，故不利于慢性心力衰竭患者的治疗。但有人认为阿司匹林与 ACEI 合用不影响 ACEI 功效。

2. 醛固酮受体拮抗剂

ACEI 为治疗心力衰竭患者的基石，可抑制 RAAS，抑制 Ang Ⅱ 的形成，从而可减少醛固酮的分泌。但事实上应用 ACEI 后并不能充分控制循环中的醛固酮水平，而且对醛固酮的抑制作用是暂时的，即存在"醛固酮逃逸现象"。因此在心力衰竭治疗中，在应用 ACEI 基础上加服醛固酮受体拮抗剂可有效延缓心力衰竭进展，改善心力衰竭患者预后。

3. 血管紧张素受体拮抗剂（ARB）

ARB 选择性作用于 Ang Ⅱ 的 AT_1 受体，从而使血管紧张素转换酶（angiotensin converting enzyme，ACE）途径及非 ACE 途径产生的 Ang Ⅱ 都被阻断，使血管扩张，心脏前后负荷减轻。此外 ARB 还可作用于交感神经突触前膜的 AT_1 受体，使去甲肾上腺素释放减少，交感神经活性降低。由于 ARB 不抑制缓激肽的降解，无咳嗽副作用，耐受性好，长期使用可改善血流动力学，降低心衰的病死率和因心衰再住院率，特别是对不能耐受 ACEI 的患者。根据《2018 中国心力衰竭诊断和治疗指南》，ARB 推荐用于不能耐受 ACEI 的 HFrEF 患者（Ⅰ，A），对因其他适应证已服用 ARB 的患者，如随后发生 HFrEF，可继续服用 ARB（Ⅱa，A）。

（刘锡燕　薛宪骏）

28. 为什么血管紧张素转换酶抑制剂可引起咳嗽？

咳嗽是 ACEI 常见的副作用，发生率可达 10%～30%，其特点为持续性干咳，以夜间及卧位时加重，闻及异味后极易诱发。女性多于男性。我们在 476 例患者应用 ACEI 治疗过程中发现，106 例患者发生咳嗽（22.3%），其中 63 例（59.4%）发生于服用 ACEI 药物一周内，其中 65% 患者咳嗽发生在服药前三天。ACEI 致咳嗽的原因为，ACEI 阻滞了血管紧张素 I 形成 Ang II 的过程，同时激活缓激肽，而缓激肽在体内聚集后可通过以下途径诱发咳嗽：① 通过刺激磷脂酶 A2，激活花生四烯酸通路，使前列腺素类化合物的合成增加，其中前列腺素 E_2 可以直接刺激肺部无髓鞘感觉 C 纤维诱发咳嗽；② 蓄积的缓激肽可以直接作用于咳嗽反射的传入神经，然后通过局部的轴突反射机制使相连的感觉神经 C 纤维末梢兴奋并释放感觉神经肽——速激肽，此为致炎多肽，含 P 物质及神经肽 Y 等，致气道组织局部释放组胺，可致支气管、气管黏膜发生充血、肿胀、炎症细胞浸润，黏液分泌增加，致咳嗽发生。

（李囡叶　薛宪骏）

29. 血管紧张素转换酶抑制剂可用于治疗哪些心肌病？

20 世纪 80 年代初，血管紧张素转换酶抑制剂开始用于心力衰竭和高血压病的治疗，到目前为止，它是世界上应用最多的心血管病药物之一，其保护心肌的作用最引人注目，是治疗心力衰竭的基石。转换酶抑制剂的适应证相对而言比较广泛。在心肌病范畴内，只有梗阻型心肌病不能应用，其他各类心肌病均可应用，尤其是 HCM，因其主要病理改变为心室肥厚，从而舒张功能发生障碍，而转换酶抑制剂治疗的主要效应之一就是改善心脏的舒张功能。转换酶抑制剂的代表性药物有培哚普利、依那普利、复方卡托普利等。

转换酶抑制剂治疗心衰的主要作用表现在以下几个方面：
① 降低心脏负荷，增加心排血量，改善心脏的泵血功能。
② 改善心脏功能，不论收缩功能还是舒张功能均能改善，提高体力活动耐力。
③ 降低肺循环阻力，降低肺血管压力，减轻肺淤血症状。
④ 降低左右心室的舒张末压力，改善心室的顺应性及心脏功能。

⑤ 改善心室重构，缩小已经扩大的心脏，防止病情发展，改善心脏功能，提高生活质量，延长患者寿命。洋地黄、利尿剂、血管扩张剂均不能延长患者生命，而转换酶抑制剂可以延长其寿命。

⑥ 防止血钾降低，尤其在低血钾时更明显，并能预防心律失常发生。

（李团叶　薛宪骏）

30. 血管紧张素受体拮抗剂与血管紧张素转换酶抑制剂的区别有哪些？

尽管ARB与ACEI有许多相似的药物动力学效应，但由于ARB与ACEI阻滞的位点不同，因而有不同的特点，两者的区别见表3-3。

表3-3　ARB与ACEI的区别

	ARB	ACEI
阻滞部位	AT_1受体水平	ACE水平
阻滞AngⅡ	可阻滞经典及非经典途径产生的AngⅡ	仅阻滞经典途径产生的AngⅡ
AT_2受体	增加AT_2受体作用	不影响
缓激肽降解	不抑制	抑制
醛固酮逃逸	无	有
干咳及血管性水肿	无	有
血钾影响	相对较轻	较大影响
降解尿酸作用	氯沙坦、阿利沙坦酯有	无
肾小球滤过率	升高（均一致扩张出入球小动脉）	下降（扩张出球小动脉＞入球小动脉）

由于ARB作用于AngⅡ受体水平，无论经过经典途径还是非经典途径产生的AngⅡ均可被阻滞，不影响缓激肽的灭活，因而避免了如ACEI抑制缓激肽和P物质的降解导致的干咳和血管神经性水肿作用，增强了AT_2受体对血管的有益作用，长期应用ARB不会发生ACEI导致的"醛固酮逃逸现象"，因此ARB较ACEI副作用少，依从性好。由于ARB可使肾脏出球小动脉及入球小动脉均扩张，致使肾小球滤过率升高，而ACEI扩张出球小动脉明显超过入球小动脉，使肾内压下降，致使肾小球滤过率下降，因此ARB比ACEI具有更好的肾脏保护作用，可增加肾血流量，从而降低肾滤过分数。ARB在血肌

酐 <442 mmol/L、肌酐清除率 >10 mL/min 时可以应用。而 ACEI 在肌酐 <265 mmol/L、肌酐清除率 >30 mL/min 时才可应用。

（李团叶　薛宪骏）

31. 在心力衰竭治疗中血管紧张素受体拮抗剂能否代替血管紧张素转换酶抑制剂？

　　由于 ACEI 抑制缓激肽和 P 物质的降解，导致了干咳及血管神经性水肿副作用，以及 ACEI 长期应用中的"醛固酮逃逸现象"，ARB 在临床中的应用越来越受到人们的重视，尤其在心力衰竭中的应用。ARB 是一类特异性阻断 AT_1 受体的药物，可阻滞经 ACE 和非 ACE 途径产生的 AngⅡ 与 AT_1 受体的结合，可有效抑制 AngⅡ 及"醛固酮逃逸现象"，同时不影响缓激肽和 P 物质的代谢，不产生干咳及血管神经性水肿等严重影响临床应用的副作用，并间接激活 AT_2 受体活性，AT_2 受体的激活可致周围血管扩张，具有改善左室重构的有益作用。ARB 的临床应用适应证及禁忌证与 ACEI 相同，但副作用少，依从性好。那么 ARB 在心力衰竭治疗中是否优于 ACEI？ARB 用于心力衰竭治疗的大规模临床试验，如 ELITEⅡ研究、Val-HeFT 研究、CHARM 研究等临床研究可以证实，尽管理论上讲 ARB 优于 ACEI，但从临床实践看 ARB 疗效与 ACEI 相当，ACEI 仍为治疗心力衰竭的基石，ARB 治疗心力衰竭的地位较以往得以提升，从二线药物上升为一线药物。

（李团叶　薛宪骏）

32. 血管紧张素受体拮抗剂治疗心力衰竭时应注意的问题有哪些？

　　虽然 ARB 副作用少，依从性好，但仍有头痛、头晕、乏力等副作用，尤其是 ARB 与 ACEI 合用时头晕的副作用发生率较高。我们认为这种头晕症状与二者合用后致血压低有关，因 ARB 与 ACEI 合用全面阻滞 RAAS，故血压降低。因此合用时要剂量小，而且密切监测血压。尽管 ARB 单用对血清钾及肾功能影响比 ACEI 更小，但我们发现对顽固心功能不全者，ARB 与醛固酮受体拮抗剂合用时血清钾水平监测仍十分重要，尤其是对于心衰合并轻中度肾功能不全者。

（李团叶　薛宪骏）

33. 在心力衰竭治疗中如何选择β受体阻滞剂？

目前临床常用的β受体阻滞剂第一代为非选择性β_1和β_2受体阻滞剂，如普萘洛尔（心得安）；第二代为选择性β_1受体阻滞剂，如美托洛尔、比索洛尔；第三代为β_1、β_2及α_1受体阻滞剂，如卡维地洛。并非所有的β受体阻滞剂均可用于心力衰竭的治疗。第一代β受体阻滞剂因对β_1、β_2受体均有阻滞作用，明显抑制心肌收缩力，增加心脏的后负荷，故不宜用于慢性心衰的治疗。目前常用于治疗心衰的β受体阻滞剂为第二代及第三代β受体阻滞剂。其中美托洛尔β_1受体的选择性约为β_2受体的75倍，比索洛尔约120倍，卡维地洛β_1受体的选择性约为β_2受体的7倍，为α_1受体的2~3倍，并且有中度的血管扩张作用。第二代β受体阻滞剂可引起轻度心排血指数下降和外周血管阻力升高，轻度干扰糖代谢从而升高血糖。而第三代β受体阻滞剂由于α_1受体阻滞作用，使外周血管阻力下降，同时因血管扩张作用抵消了心脏抑制作用，对心排血指数无明显影响，且不干扰糖代谢作用。有研究还表明，卡维地洛扩张血管，清除氧自由基，抑制平滑肌增生和抗氧化作用明显优于美托洛尔。因此，心力衰竭治疗时第三代β受体阻滞剂优于第二代β受体阻滞剂，尤其对于心力衰竭合并糖尿病者更是如此。

（罗英饰 许海峰）

34. β受体阻滞剂治疗心力衰竭的机制是什么？

β受体阻滞剂可以通过以下机制治疗心力衰竭：① 避免交感神经过度兴奋，降低心率，延长心室舒张期充盈，降低心肌耗氧量，增加心肌血流灌注，恢复心肌舒张及收缩功能的协调性；② 阻断儿茶酚胺类似物与心肌β_1受体结合，使心肌的β_1受体密度上调，增强心肌对儿茶酚胺的反应性，增强心肌收缩力；③ β受体阻滞剂通过抑制交感神经系统及RAAS的过度激活，抑制心肌及血管平滑肌细胞膜上的cAMP，防止细胞膜内Ca^{2+}超载，阻断神经内分泌激活与心脏重塑之间的恶性循环，延缓心衰的进程；④ 可提高心室颤动阈值，降低心室颤动发生率，从而减少猝死发生的危险；⑤ 可使升高的鸟苷酸结合蛋白恢复正常，提高高能磷酸盐的生成，增加心肌细胞收缩功能。

（罗英饰 许海峰）

35. β受体阻滞剂可否用于心力衰竭治疗？

在20世纪60—70年代初，人们一直认为β受体阻滞剂具有"三负"（负性变时、变力、变传导）作用，可诱发或加重心力衰竭而禁用于心力衰竭的治疗。但随着人们对心力衰竭发病机制认识的不断深入，心力衰竭治疗模式不断发生变化。在过去的数十年间，人们认识到导致心力衰竭发生发展的机制是心脏重塑，而神经内分泌因子过度激活是导致心室重塑的主要原因，因此心力衰竭的治疗模式发生了改变，从以往的改善血流动力学治疗模式转变为阻断神经内分泌过度激活的生物学治疗模式。其治疗目的不仅是减轻临床症状，更着重于改善和逆转心脏重塑，提高心力衰竭患者生活质量和延长其寿命。在心力衰竭发生时，神经激素内分泌激活主要表现在交感神经过度兴奋，RAAS过度激活以及心房利钠肽等活性物质的分泌可使心率加快，心肌收缩力增强，外周血管阻力增加。早期交感神经系统激活部分代偿了心力衰竭的血流动力学异常，但是由于交感神经系统持续激活，此种有益代偿作用不复存在。此外，心肌收缩力下降，肾血流减少，激活RAAS，使血管紧张素Ⅱ活性增加，导致血管外周阻力增加，水钠潴留，血容量增加，心脏前后负荷增加，促使心肌细胞凋亡、坏死，加重心脏重塑，使心功能进一步恶化，导致心力衰竭处于恶性循环。β受体阻滞剂可抑制交感神经及RAAS的过度兴奋及激活，有力地阻断了神经内分泌激活和心脏重塑之间的恶性循环，从而有益于心力衰竭的治疗，因此β受体阻滞剂目前已成为治疗心力衰竭的主要药物之一。

（罗英饰　许海峰）

36. 为什么初始应用β受体阻滞剂时，一定要从小剂量开始应用？

由于β受体阻滞剂具有"三负"作用，在应用初期易发生心室率下降、血压下降等不良反应，因此初期应用β受体阻滞剂时一定要从小剂量开始，并密切观察患者的血压、心率、体重等各项指标。在临床应用β受体阻滞剂过程中我们发现有这样一个规律，即开始应用时虽然有的患者心室率及血压可一度下降（心率不宜低于50次/min，血压不宜低于90/60 mmHg），但随着时间推移，一般2~4个月后患者可以耐受，多数患者心室率及血压可逐渐恢复,心功能可逐渐好转。对于无症状的低血压一般不做处理,也不需要更改β受体阻滞剂剂量,但当患者出现眩晕、头晕、乏力、气短等症状时,应首先停用或减量硝酸酯类血管扩张剂,其次是减少利尿剂及 ACEI 剂量,如症状仍未缓解才可考虑逐渐减少β受体阻滞剂剂量。因此我们认为在应用β受体阻滞剂过程中,只要患者无任何症状,清醒状况下心室率在 50 次/min 以上,收缩血压在 90 mmHg 以上,可放心大胆应用β受体阻滞剂。必须指出的是,不能把夜间睡眠状态下的心室率作为评估β受体阻滞剂调整剂量的指标,因为在夜间睡眠状态时迷走神经张力增高,心室率可下降至 50 次/min 以下。国际大规模临床试验均已表明β受体阻滞剂初期的"三负"作用与长期治疗心力衰竭效应是不同的,治疗时间 > 3 个月可明显改善心力衰竭患者的心功能,使射血分数增加,明显逆转心室重塑。

(罗英饰　许海峰)

37. 为什么在应用β受体阻滞剂时,应对其剂量逐渐进行调整?

在心力衰竭时,心肌β受体密度下调,其下调程度与心力衰竭严重程度呈正相关,严重心力衰竭时,心肌的β受体密度下调 60% ~ 70%,对β受体兴奋剂的反应性也下降。随着心力衰竭程度的加重,心力衰竭患者对β受体阻滞剂所需的剂量逐渐减少,而且此时衰竭的心肌需依靠交感神经活性亢进来维持其心排血量,如果此时所用β受体阻滞剂剂量过大,可对交感神经活性迅速加以抑制,则可致循环衰竭,使心力衰竭加重,因此初用β受体阻滞剂时剂量一定要小。一般所应用的β受体阻滞剂初始剂量为:酒石酸美托洛尔 6.25 mg,一日两次;比索洛尔 1.25 mg,一日一次;卡维地洛 3.125 mg,一日一次。如临床上心衰程度较重,则上述初始剂量更应当减少。在应用过程中,如患者血流动力学稳定,可逐渐递增其剂量,以每 2 ~ 4 周剂量加倍为宜,直至达到最大耐受剂量或靶剂量,才可使心衰患者更大程度获益。如果前一较低剂量应用中患者出现头晕、乏力、气短、血压低、心动过缓等不良反应,则应延缓递增剂量,或减少用药剂量直至不良反应消失。必须强调的是,只要β受体阻滞剂适应证选择合理,剂量应用恰当,即使在用药初期出现一些不良反应,也并不能表示患者不可耐受β受体阻滞剂治疗。大量的临床实践表明,β受体阻滞剂的耐受性好,可高达 80% ~ 90%,在应用β受体阻滞剂治疗心力衰竭过程中必须强调的是,在每次用药前后都应当监测患者的心功能、体重、血压、心率，这关系到 β 受体阻滞剂是否能顺利递增剂量和能否长期平稳维持治疗。

（罗英饰　许海峰）

38. 为什么对心力衰竭治疗，β 受体阻滞剂的应用要注意适应证及禁忌证？

所有 NYHA 心功能 Ⅱ 级、Ⅲ 级患者，若病情稳定，LVEF < 40%，除非有 β 受体阻滞剂禁忌证或不能耐受，均应用 β 受体阻滞剂治疗。病情不稳定的或 NYHA 心功能 Ⅳ 级心衰患者，一般不用 β 受体阻滞剂治疗。但 NYHA 心功能 Ⅳ 级且病情稳定者，若无液体潴留，体重恒定，不需静脉用药，在严密监护和科医师指导下可以应用 β 受体阻滞剂。β 受体阻滞剂的禁忌证包括支气管痉挛性疾患（如支气管哮喘等）、心动过缓、Ⅱ 度及 Ⅱ 度以上房室传导阻滞、病态窦房结综合征。对于慢性阻塞性肺气肿，我们认为其并非是 β 受体阻滞剂应用的禁忌证。根据我们的经验，心力衰竭合并慢性阻塞性肺气肿患者只要无二氧化碳潴留及大量液体潴留，肺内无哮喘音，就都可以应用 β 受体阻滞剂治疗。最关键的是宜选用心脏选择性药物比索洛尔治疗，因为此药属心脏特异性 $β_1$ 受体阻滞剂，较少引起支气管痉挛。应用时起始剂量要小，逐渐增加其剂量，以心室率控制在 60～70 次/min 为宜。

（罗英饰　许海峰）

39. β 受体阻滞剂治疗中的注意事项有哪些？

在应用 β 受体阻滞剂过程中（尤其是初始应用时），部分心衰患者可发生心室率下降，血压降低，甚至发生心功能恶化。遇到此情况时，一些医生往往就更改 β 受体阻滞剂剂量，甚至停用 β 受体阻滞剂，我们认为这种做法欠妥。在遇到这种问题时，首先要考虑以下情况：① β 受体阻滞剂应用的指征是否合适。一般来讲，β 受体阻滞剂必须在心力衰竭患者病情相对稳定状态下才应用，有的心衰患者心功能还不稳定，尤其是在存在明显液体潴留时就盲目地应用 β 受体阻滞剂，而且剂量偏大，更易致心室率低下，血压下降，心功能恶化。β 受体阻滞剂应用必须在 ACEI、利尿剂和/或强心剂治疗基础上，并且患者血流动力学状况稳定，血压 > 90/60 mmHg，无房室传导阻滞或心动过缓,无以哮喘为主的呼吸道疾病。② 初始应用 β 受体阻滞剂时可影响肾血流量,导致肾血流减少,使心力衰竭患者发生水肿或水肿加重,此时应增加利尿剂剂量,并密切观察心衰患者液体出入量及体重变化。③ β 受体阻滞剂剂量递增过快。β 受体阻滞剂治疗心力衰竭一般于用药 2~4 个月后才能出现明显治疗效果,因为 β 受体阻滞剂至少需要 2~4 个月的时间才能使心脏重塑得以改善及逆转。因此治疗不可急于求成,要在间隔 2~4 周且患者血流动力学稳定的情况下才能递增剂量。如果无上述原因存在,对于无症状的低血压通常不需要特殊治疗,也不需要更改 β 受体阻滞剂剂量。如果患者出现头晕、乏力等症状,应首先考虑停用或减少血管扩张剂剂量(如硝酸甘油、硝酸异山梨酯等),如未见好转,应减少利尿剂及 ACEI 剂量,最后才考虑减少 β 受体阻滞剂剂量。由于 β 受体阻滞剂存在反跳效应的危险,因此在应用 β 受体阻滞剂治疗过程中,停用 β 受体阻滞剂要慎重,在心力衰竭治疗期间一旦突然停用 β 受体阻滞剂,可增加临床失代偿的危险,加重心肌缺血,使心衰进一步恶化或致心血管事件发生。

(罗英饰　许海峰)

40. 舒张性心力衰竭时 β 受体阻滞剂怎么用?

舒张性心力衰竭时 β 受体阻滞剂的应用目的、机制及用药方法均有别于收缩性心力衰竭时 β 受体阻滞剂的应用。在舒张性心衰时,对心室率的控制是十分重要的,因为心率过快不仅可增加心肌耗能,而且可缩短舒张期心室充盈时间,影响冠状动脉血流灌注,加重心肌缺血缺氧,并可致左室舒张末压力升高,从而使舒张性心力衰竭病情加重及恶化。因此降低过快心室率是舒张性心力衰竭的重要治疗措施,要降低心室率,β 受体阻滞剂是最常用药物。对于舒张性心力衰竭,β 受体阻滞剂的主要应用目的是减慢心室率,延长舒张期心室充盈时间和改善运动时血流动力学效应。因此,为尽快降低患者心室率,可将 β 受体阻滞剂从小剂量起在较短时间内滴定到中高剂量,所选择及滴定的 β 受体阻滞剂剂量以能将静息时心室率控制在 60~80 次/min 的剂量为宜。这与收缩性心力衰竭时 β 受体阻滞剂用法及目的是截然不同的。收缩性心力衰竭时应用 β 受体阻滞剂的目的是改善心肌收缩力和心室重构,因此应用 β 受体阻滞剂时应从小剂量开始,视患者临床情况逐渐滴定其剂量,一般每 2~4 周滴定一次(滴定的剂量为前一剂量的一倍),直至达到目标剂

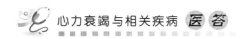

量或最大耐受剂量。目标剂量或最大耐受剂量同样以能将心室率控制在安静时 60~80 次/min、活动时 90~110 次/min 的剂量为宜。在滴定过程中要密切观察患者血压、心率、体重、出入量及用药反应。

（刘锡燕　罗英饰）

41. β受体阻滞剂可用于治疗哪些心肌病？

β受体阻滞剂对心肌病的主要作用效应有两点：① β受体阻滞剂可使心肌收缩减弱，缓解流出道梗阻症状，减少心肌氧耗，增加舒张期心室扩张，而且能减慢心率，增加心搏出量。所以，HCM 的首选药物就是 β受体阻滞剂。② β受体阻滞剂具有抗心律失常作用。β受体阻滞剂能够抑制心肌细胞膜上钠离子的转运，起到膜稳定作用，从而防止出现心律失常，减少猝死的发生。

β受体阻滞剂适用于 HCM、DCM、缺血性心肌病、限制型缺血性心肌病等所有类型心肌病的治疗。在临床应用中，如果 β受体阻滞剂适应证选用不当、剂量和用法不合理，可以发生一些副作用，如心衰加重、心动过缓、低血压等，减药或停药后可逐渐缓解。

（刘锡燕　罗英饰）

42. 血管紧张素转换酶抑制剂及 β受体阻滞剂应用次序的变化是否影响心力衰竭的治疗效果？

不论国外及国内，心力衰竭治疗指南均明确指出治疗心力衰竭时 ACEI 用在先，待患者病情稳定后才应用 β受体阻滞剂。临床实践表明，在心力衰竭开始时，交感神经激活先于 RAAS，ACEI 无直接抑制或阻断交感神经活性作用，也无直接控制心室率作用，更无减少室颤及心脏性猝死的功效。相反 β受体阻滞剂均具有上述作用，因此从理论上讲先用 β受体阻滞剂，后用 ACEI 是适宜的。第三次心功能不全比索洛尔研究（CIBIS Ⅲ）是第一次将选择性 $β_1$ 受体阻滞剂作为心力衰竭初始治疗方案的大规模临床研究，研究中共入选 1 010 例 NYHA 心功能 Ⅱ~Ⅲ级心衰患者，年龄≥65 岁，LVEF≤0.35，将这些患者随机分组，先接受比索洛尔（目标剂量 10 mg/d）或依那普利（目标剂量 20 mg/d）单药治疗 6 个月，然后两种药物联合应用 18 个月，结果显示比索洛尔初始治疗与依那普利初始治疗疗效及安全性相当，两者联合治疗疗效及安全性均优于单药治疗。自我们心力衰竭病房成立 6 年来，我们认为对多数心衰患者联合应用 β 受体阻滞剂及 ACEI 治疗效果会更好，我们体会到联合这两种药物治疗对于递增 β 受体阻滞剂剂量所带来的不良反应比单纯用 β 受体阻滞剂要少一些。CIBIS Ⅲ 研究中明确指出 ACEI 及 β 受体阻滞剂应用次序对心力衰竭治疗无不利影响。因此在临床应用过程中必须结合心力衰竭患者具体情况选择用药。

（刘锡燕　罗英饰）

43. 洋地黄治疗心力衰竭的适应证是什么？

对于左室收缩性心力衰竭患者，如有持续心衰的症状和体征，可应用洋地黄治疗。但应与利尿剂、ACEI 和 β 受体阻滞剂联合应用。不主张用于心衰早期，尤其是 NYHA 心功能 Ⅰ 级者。洋地黄可用于心力衰竭伴快速房颤者，可减慢其心室率，改善其临床症状和心功能。对心衰伴快速房颤者应联合地高辛和 β 受体阻滞剂治疗，对心室率及心功能控制效果明显优于单用地高辛或 β 受体阻滞剂。地高辛可用于收缩功能不全性心衰伴窦性心律者，可明显降低患者因心衰恶化的再住院率，不增加病死率，也不降低心衰患者病死率。对于舒张性心力衰竭患者，如伴快速房颤或对优化的药物治疗方案反应不佳，也可考虑洋地黄治疗。在急性失代偿性心力衰竭治疗中洋地黄不是用于稳定病情的主要药物。

（宋　飞　罗英饰）

44. 洋地黄治疗心力衰竭的禁忌证是什么？

洋地黄应禁用于心动过缓、Ⅱ~Ⅲ 度房室传导阻滞、病态窦房结综合征、颈动脉窦综合征、单纯二尖瓣狭窄、严重主动脉瓣狭窄、梗阻性肥厚型心肌病、低钾血症、高钙血症等，但严重主动脉瓣狭窄及梗阻性肥厚型心肌病合并心功能不全不应视为洋地黄禁忌证。特别指出的是，预激综合征合并心房颤动或心房扑动时，应禁用洋地黄制剂，因洋地黄制剂可使旁路有效不应期缩短，又可延长房室交界区不应期，从而使激动更加快速沿着旁路传入心室，使心室率加快，诱发恶性室性心律失常，在此情况下应首选电转复治疗，次选胺碘酮治疗。洋地黄制剂也禁用于室性心动过速者，因洋地黄可使心室肌的传导性、兴奋性增加，并缩短心室肌的不应期而引起室颤发生。

（宋　飞　罗英饰）

45. 常用的洋地黄制剂有哪几种？

常用的洋地黄制剂有三种：去乙酰毛花苷、地高辛、毒毛旋花子甙。这三种洋地黄制剂的主要特点是血清半衰期和作用时间短，作用开始快，在体内代谢和排泄快，主要经肾脏排泄，因此易于临床掌握剂量和时间。一旦发生洋地黄中毒，在短时间内可以迅速消退，不至于因洋地黄中毒给患者造成永久性的影响。

洋地黄应用的原则为根据心衰的程度应用不同的剂量和不同的方法。心衰越为严重，越应采用静脉注射以保证确切的疗效。但是心肌严重损伤、缺血、缺氧，严重电解质紊乱，肝肾功能不良，60岁以上的老年人一定要小量慎用，严防洋地黄中毒。常用洋地黄制剂的特点和推荐剂量：

（1）去乙酰毛花苷。从未用过洋地黄的心衰患者，应用去乙酰毛花苷的开始剂量可达 0.4～0.6 mg，在近期（一周内）用过洋地黄或洋地黄用量不清楚时，开始剂量可用 0.2 mg，用 25%～50% 的葡萄糖液 20～40 mL 稀释后缓慢静脉注射。静脉注射后 10 分钟开始生效，0.5～2 小时疗效达高峰，药效维持时间 1～2 天。

（2）地高辛。口服后有 75%～80% 是在肠道吸收。一些心衰患者服用地高辛有时效果不佳，可能的原因就是心衰时肠道淤血所致药物吸收不良。地高辛的一大特点是生物利用度相差很大，个别吸收好的患者可达 90%，而吸收不良的患者可能仅吸收 50%～60%。但一般说来地高辛吸收快，口服后 1～2 小时开始生效，4～12 小时疗效达到高峰，能够维持 1～2 天。一般情况下，地高辛的起始剂量及维持剂量为 0.125～0.25 mg/d。地高辛 80% 以上从肾脏排出，对于老年人或肾功能不全者要注意地高辛用量，一般以正常剂量的 1/2～1/3 为宜。

（3）毒毛旋花子甙。常用的是毒毛旋花子甙 K，简称毒 K。因它不易在肠道吸收，因此只能静脉注射。毒 K 静注后 5 分钟开始生效，1 小时疗效达高峰，持续 1～2 天，常用剂量为 0.125～0.25 mg/d，稀释后静脉缓注。

需要注意的是，应用任何一种洋地黄制剂都必须观察用药后患者的反应，心率的变化，心衰情况，有条件时应在心电监护下用药，以便随时发现问题，及时纠正,将不良反应降低到最小。

(宋 飞 许海峰)

46. 洋地黄应用的方法和剂量该如何选择?

目前临床均采用小剂量使用洋地黄的方式,因为治疗心力衰竭过程中应用洋地黄的目的不仅是需要洋地黄的正性肌力作用,而且需要洋地黄拮抗神经内分泌过度亢进的作用,而小剂量洋地黄就足以实现这些作用。研究表明,小剂量的地高辛可产生改善血流动力学作用,明显改善心力衰竭患者的左室功能,又能纠正心力衰竭患者神经内分泌异常。将地高辛剂量由 0.20 ± 0.07 mg/d 增加至 0.39 ± 0.11 mg/d 时,左心室功能尽管有所改善,但神经内分泌异常及心力衰竭患者临床症状都未能进一步改善,相反还有诱发室性心律失常的危险,并使心力衰竭患者更易发生洋地黄中毒,增加心力衰竭患者病死率。研究还表明,随着地高辛浓度增加,心力衰竭病死率亦增加,当地高辛血清浓度在 $0.5 \sim 0.8$ mg/L 时,与安慰剂组相比可明显降低总病死率;当地高辛血清浓度在 $0.9 \sim 1.1$ mg/L 时,对总病死率无明显影响;而地高辛血清浓度在 1.2 mg/L 时,心力衰竭患者总病死率明显增加。目前多数人认为地高辛血药浓度在 $0.7 \sim 1.0$ mg/mL 是较为合适的。地高辛 80% 以上从肾脏排出,故对于老年人或肾功能不全者要注意地高辛用量,一般以正常剂量的 $1/2 \sim 1/3$ 为宜。由于心肌缺血时心肌细胞膜 $Na^+ - K^+ - ATP$ 酶活性受抑制,致心肌细胞对洋地黄的敏感性增加,因此急性冠脉综合征患者应慎用洋地黄制剂。

(宋 飞 许海峰)

47. 如何评价洋地黄在心力衰竭治疗中的疗效?

洋地黄在收缩性心力衰竭及收缩性心力衰竭合并舒张性心力衰竭治疗中的地位是不可低估的,不但可以增加心肌收缩力,而且有抑制神经内分泌的作用。洋地黄具有强心、利尿、扩张血管、减慢心室率的作用,可降低心肌耗氧量,有益于心力衰竭的治疗。但由于洋地黄治疗剂量往往近乎中毒剂量,临床判断洋地黄疗效较困难,尤其是地高辛 80% 以上从肾脏排出,老年人或肾功能不全者地高辛清除往往受到不同程度影响,如不注意地高辛用量,更易发生洋地黄中毒。以下几点可有助于洋地黄临床疗效的评估：① 用洋地黄后，患者精神好转，食欲恢复，尿量增加，肺淤血明显减轻，呼吸频率相应降低，心悸、气短症状明显好转，肿大的肝脏回缩，水肿减轻或消失，体重减轻。② 心衰伴心房颤动者在安静状态下心室率70～80次/min，活动后90～110次/min，脉短绌明显减少，行走活动无心悸、气短征象。③ 心力衰竭伴窦性心律者不能像心力衰竭伴房颤者那样以安静状态下心室率控制在70～80次/min作为洋地黄临床疗效最佳指征，而应结合临床症状、体征及血浆地高辛浓度综合判断洋地黄疗效。反之单纯以安静状态下窦性心律的心室率控制在70～80次/min作为判断洋地黄最佳疗效的指标必然会导致洋地黄过量或不足（尤其是洋地黄中毒），这也是临床上治疗心力衰竭伴窦性心律时常犯的错误。

（宋　飞　许海峰）

48. 在哪些情况下应用洋地黄要慎重？

在以下情况下应依患者有无合并心力衰竭或快速心律失常来判断是否应用洋地黄制剂：

（1）急性冠脉综合征合并心衰：由于心肌缺血抑制心肌细胞膜 Na^+-K^+-ATP 酶活性，使心肌对洋地黄的敏感性增加，应用洋地黄时易发生洋地黄中毒，尤其是对急性心肌梗死者，洋地黄是增加急性心肌梗死后死亡的独立危险因素，因此最好在急性冠脉综合征急性期（24～48小时内）禁用洋地黄，如必须应用，应于心梗后48小时应用，并应选择小剂量静脉制剂。

（2）急性心力衰竭：一般情况下不主张洋地黄用于急性心力衰竭治疗，因洋地黄不是用于稳定病情的主要药物。急性心衰伴快速心室率（伴或不伴心房颤动）应使用静脉洋地黄制剂，常用去乙酰毛花苷轻度增加患者心排血量，降低其左室充盈压。

（3）高龄伴心力衰竭：由于老年人多器官功能受损，尤其是肾脏功能往往受损，需小心使用洋地黄，剂量以正常剂量的1/3～1/2为宜。

（4）风心病单纯二尖瓣狭窄：患者发生的肺水肿是由于二尖瓣狭窄，使左房至左室的血流受阻，致左房压力升高，肺毛细血管压力高所致。该类患者用洋地黄后反可加重肺水肿，此时应使用血管扩张剂、利尿剂治疗。风心病单纯二尖瓣狭窄伴快速房颤时，为减慢心室率可应用洋地黄。

（5）心包缩窄：由于心脏收缩功能正常，舒张功能因心包机械性因素而受限，静脉回流受阻，心室率代偿性加快以增加心排血量，故不宜用洋地黄治疗。但如心包缩窄伴快速房颤，为减慢心室率，可应用洋地黄。

（6）女性：研究发现，在心力衰竭时应用洋地黄，女性血清地高辛浓度高于男性，总病死率高于男性。因此对于女性心力衰竭者，应用洋地黄治疗时宜谨慎小心，小剂量给药。

（7）高动力循环性心力衰竭：由甲亢、贫血、维生素 B_1 缺乏及动静脉瘘等引起的高动力循环性心力衰竭患者由于能量储备减少或能量合成障碍，用洋地黄制剂效果差，故主要治疗原发病。如果此类患者合并快速心律失常（房颤或房扑），可以应用洋地黄制剂。

（8）肺心病伴心衰：肺心病所致心力衰竭系由于肺脏疾患引起肺动脉高压，右室射血阻抗过高所致。缺血、缺氧致心肌对洋地黄敏感性增加，易发生洋地黄中毒。如必须应用，应小剂量慎重使用。

（宋　飞　许海峰）

49. 长期应用洋地黄类药物的心脏病患者应注意些什么？

长期服用洋地黄类药物的患者，首先应注意有无洋地黄过量和洋地黄中毒的表现。因洋地黄中毒是较常见的药物不良反应。临床上应用洋地黄治疗心力衰竭的患者中有15%～35%（平均25%的患者）发生洋地黄中毒。在所有洋地黄中毒的患者中有3%甚至高达15%因中毒而死亡。据统计，洋地黄中毒患者中有80%的患者中毒表现是心脏毒性反应（多为心律失常），其次为胃肠道症状，再就是神经系统症状及视觉紊乱。

一般认为，洋地黄中毒引起的胃肠道表现、神经系统表现、视觉紊乱与洋地黄的用量过大有关，但80%的心脏毒性反应并不是由于过量所致，而是由于中毒诱因所致。常见的中毒诱因有心肌严重损伤，如心肌病、心肌炎、心肌梗死等；心肌严重缺氧，如冠心病、肺心病等；严重电解质紊乱，尤其是钾、镁、钙紊乱；其他还有肝肾功能不良、年龄较大、肺栓塞等。在有洋地黄中毒诱因的情况下，应小量慎用洋地黄。

长期服用洋地黄的患者，为防止洋地黄过量和中毒，除有针对性地对洋地黄中毒诱因进行治疗外，还应注意以下几个方面：

① 饮食结构要合理，进食富含蛋白质、纤维素、维生素的食物。适当多吃水果，尤其是富含钾的橘子、香蕉等。

② 定期检查血钾、钙、镁等电解质，确保其在正常范围，减少洋地黄中毒的可能诱因。

③ 定期到有条件的医院做地高辛的药物浓度测定，在一定程度上能及时发现和防止洋地黄过量或者洋地黄中毒。

④ 肝、肾功能低下时，尤其要注意定期查血钾、镁、钙及洋地黄的药物浓度，此类患者洋地黄的用量以正常剂量的 1/3～1/2 为宜。

（陈　龙　许海峰）

50. 洋地黄的药代动力学机制是什么？

洋地黄能应用于收缩性心力衰竭或收缩性心力衰竭合并舒张性心力衰竭的治疗，是由于洋地黄的正性肌力作用及拮抗神经内分泌作用。洋地黄的正性肌力作用是通过抑制心肌细胞膜上的 Na^+-K^+-ATP 酶，使心肌细胞内 Na^+ 浓度增加，促进 Na^+-Ca^{2+} 交换，抑制 K^+ 向心肌细胞内流动，使心肌细胞内的 Ca^{2+} 增加，从而加强了 Ca^{2+} 与心肌收缩蛋白的相互作用，增强心肌收缩力，发挥其正性肌力作用，洋地黄的这种正性肌力作用不会产生耐药性。近年来，人们还发现洋地黄可抑制副交感神经传入神经的 Na^+-K^+-ATP 酶活性，从而提高心脏及主动脉弓、颈动脉窦压力感受器的敏感性，抑制性传入冲动的数量增加，从而使中枢神经系统下达的交感兴奋性减弱，使迷走神经中枢兴奋，提高了传出神经的兴奋性，致迷走神经兴奋性增强，使窦房结自律性降低，延长房室结的有效不应期，减慢房室传导，有利于对心衰患者心室率的控制。研究还发现，洋地黄可通过以下作用来抑制 RAAS 过度激活：① 抑制肾脏的 Na^+-K^+-ATP 酶，减少肾小管对 Na^+ 的重吸收，增加 Na^+ 向远曲小管的释放，致肾素分泌减少；② 通过抑制钠泵活性，改善心脏及大血管压力感受器的反射作用，使心脏及大血管压力感受器敏感性降低，增加 ANP 激素的分泌，使 ANP 受体敏感性增加，从而恢复心脏压力感受器对中枢交感神经的抑制作用，不仅抑制肾素的分泌，而且还抑制精氨酸加压素的分泌。研究证实，洋地黄还具有利尿作用。由于洋地黄具有正性肌力作用，心排血量增加，从而增加肾脏血流灌注，并抑制肾脏的 Na^+-K^+-ATP 酶活性，抑制肾近曲小管对 Na^+ 的重吸收，使 Na^+ 向远端肾小管分泌，还可调节 ANP、BNP 的分泌，从而达到利尿作用。因此洋地黄既可增加心肌收缩力而又不增加心肌耗氧量，又可抑制神经内分泌活性，具有集强心、利尿、扩张血管作用于一身的优点，并具有减慢心室率，降低心肌耗氧量，改善心肌缺血的作用，有益于心力衰竭的治疗。

（陈　龙　许海峰）

51. 为什么要注意地高辛与一些药物间的相互作用？

地高辛与下述药物合用时可增加地高辛血浆浓度，增加洋地黄中毒的发生率，应用时应适当减少地高辛剂量：奎尼丁、维拉帕米、胺碘酮、普罗帕酮、硫氮䓬酮、硝苯地平、红霉素、氯霉素、阿司匹林、吲哚美辛栓、布洛芬及保钾利尿剂等。地高辛与下列药物合用时可降低地高辛药物血浆浓度，合用时应适当增加地高辛剂量：考来烯胺、甲氧氯普胺、抗酸剂、硝普钠、苯妥英钠、酚妥拉明、苯巴比妥等。

（陈　龙　许海峰）

52. 洋地黄的不良反应有哪些？

洋地黄治疗剂量几乎近似于其中毒剂量，临床上有5%~20%的住院心力衰竭患者应用洋地黄制剂后发生洋地黄中毒。其毒性不良反应可为心脏外表现，也可为心脏方面表现。心脏外表现主要为胃肠道反应（纳差、恶心、呕吐等）及神经系统不良反应（视觉障碍、头晕、头痛、失眠、定向力障碍等）。心脏方面主要表现为心律失常，最常见为频发室性期前收缩，其次为房室传导阻滞。我们体会，洋地黄中毒最易表现在心脏方面。值得指出的是，老年人发生洋地黄中毒时表现常不典型，有些人可首发表现为神经系统不良反应，如头晕、嗜睡、口周及双手感觉障碍、定向力异常等，此时应与神经系统疾患相鉴别。地高辛浓度测定有助于诊断，中毒时的地高辛血清浓度水平常>2 μg/mL。由于地高辛服用后先分布于血浆中，到完成组织中的再分布需要6小时，因此服用地高辛6小时，待再分布完成后，此时所测定的地高辛浓度对判断地高辛中毒的价值最大。低氧血症、电解质紊乱（尤其是低血钾、低血镁）及甲状腺功能低下时易发生洋地黄中毒。值得指出的是，洋地黄中毒时多数患者可合并低血钾、低血镁，但也有一部分患者的血清钾及血清镁正常。

（陈　龙　许海峰）

53. 洋地黄的不良反应该如何治疗？

一旦发生洋地黄中毒，应立即停用洋地黄和祛除诱因，同时暂停使用利尿剂。此时不论血清钾是否正常，应立即补充钾及镁，静脉补钾可增加细胞外钾浓度，阻止洋地黄与心肌细胞膜 Na^+-K^+-ATP 酶的结合，从而阻止洋地黄中毒的发展。但有高血钾、Ⅲ度房室传导阻滞者禁用补钾疗法，对补钾疗效差者可立即补镁。对洋地黄中毒所致的室性心律失常者可考虑用苯妥英钠治疗，因为苯妥英钠不抑制房室传导，可加快房室结传导，有益于治疗因洋地黄中毒所致的室性心律失常，对伴有房室传导阻滞的室上性心动过速效果更好。β受体阻滞剂由于其负性变力、变传导作用，不宜用于洋地黄中毒治疗。值得指出的是，心脏电复律治疗不宜用于洋地黄中毒所致的心律失常治疗，因洋地黄中毒时心肌自律性增高，心肌对电击敏感性增加，电击可引起难治性室速、室颤，故心脏电复律治疗仅作为最后复苏时的治疗选择。对洋地黄中毒所致缓慢性心律失常，可用阿托品及异丙基肾上腺素治疗，无效时可应用经皮临时心脏起搏治疗。

（陈　龙　许海峰）

54. 舒张性心力衰竭的治疗可否应用洋地黄制剂？

在舒张性心力衰竭治疗中，一般情况下不主张用洋地黄。因为洋地黄通过抑制心肌细胞膜上的 Na^+-K^+-ATP 酶来抑制肌浆网的钙泵，使细胞内 Na^+ 浓度升高，进而促进 Na^+ 与 Ca^{2+} 交换，增加心肌细胞内 Ca^{2+} 浓度，加强了 Ca^{2+} 与心肌收缩蛋白的相互作用，增强心肌收缩力，提高心排血量（但并不增加心肌耗氧量），增加左心室僵硬度，使左室舒张末压力升高，从而加重舒张性心力衰竭。因此，对单纯舒张性心力衰竭不主张应用洋地黄制剂。舒张性心力衰竭仅在合并收缩性心力衰竭时或合并快速心房颤动时才应用洋地黄制剂。国外有研究者对舒张性心力衰竭患者试用洋地黄治疗，代表性试验是DIG 试验，观察 988 例 LVEF＞45%的舒张性心力衰竭患者，将患者分为两组，一组服用 ACEI 及利尿剂，另一组服用地高辛的同时应用 ACEI 及利尿剂，结果证明地高辛可以安全应用于舒张性心力衰竭，其临床效果与应用于收缩性心力衰竭时相同，而且无不良作用。但洋地黄能否常规用于舒张性心力衰竭治疗，目前仍需大规模临床试验证实。

（陈　龙　许海峰）

55. 哪些心肌病患者可服用洋地黄类药物？

并不是所有心肌病合并心力衰竭的患者都可应用洋地黄，有的心肌病是洋地黄的适应证，有的心肌病就不能使用洋地黄。这主要取决于不同心肌病的病理生理及病理解剖的差别。根据洋地黄对心脏的作用机理，洋地黄治疗心肌病心衰的原则归纳为以下几点：

（1）适应证：洋地黄对以收缩功能障碍为主的心衰，尤其是心衰并发快速房颤的疗效较好，如 DCM 的心衰合并心房颤动、围产期心肌病的心衰、酒精性心肌病的心衰等应用洋地黄效果好。

（2）相对适应证：对不伴有心肌严重缺氧、心肌严重损伤、严重电解质紊乱等的心衰，其病理变化仍以收缩功能障碍为主的心肌病，如克山病、甲状腺功能亢进性心脏病、缺血性扩张型心肌病等应用洋地黄效果尚可。

（3）相对禁忌证：对以舒张功能障碍为主的心肌病的心衰，洋地黄的治疗效果不佳，有时反而有害，如 HCM、梗阻型心肌病、缺血性限制型心肌病等，除非这些心肌病发生心衰时伴有快速房颤或室上性心动过速，否则不宜使用。

（4）绝对禁忌证：洋地黄中毒和洋地黄过敏的心肌病患者绝对禁止使用洋地黄。

实际工作中常可遇到洋地黄相对禁忌证的心肌病患者，到晚期或者后期不只是单纯舒张功能障碍而是合并有收缩功能障碍，如 HCM 等，是洋地黄治疗的适应证。

（陈　龙　许海峰）

56. 钙通道阻滞剂为什么可用于舒张性心力衰竭的治疗？

钙通道阻滞剂（calcium channel blocker，CCB）由于有负性肌力作用，故不可用于收缩性心力衰竭（SHF）的治疗，但可用于舒张性心力衰竭（DHF）的治疗，而且是 DHF 治疗的主要药物之一。其机理为通过阻滞细胞内 Ca^{2+} 通道，使心肌细胞内 Ca^{2+} 减少，由于其负性肌力作用，可降低室壁张力，降低心肌耗氧量，改善心肌的舒张和舒张期充盈，降低心肌后负荷，逆转左室肥厚，扩张冠状动脉，改善心肌缺血。非二氢吡啶类 CCB 的负性变时效应可减慢心率，延长舒张期，增加左室充盈，提高 DHF 患者运动耐量，改善舒张功能，尤其适用于房扑或房颤伴快速心室率的 DHF 患者，常用地尔硫䓬 30 mg，一日三次，或维拉帕米 40 mg，一日三次。由于二氢吡啶类 CCB 可反射性地引起心动过速，故禁用于 DHF 的治疗。

（陆　燕　施　诚）

57. 钙通道阻滞剂可用于治疗哪些心肌病？

CCB 可分为二氢吡啶类 CCB 及非二氢吡啶类 CCB。二氢吡啶类 CCB 具有很小的负性肌力作用，但扩张血管作用强，可引起反射性交感神经兴奋。非二氢吡啶类 CCB 对血管平滑肌及心肌均有一定负性肌力作用和血管扩张作用，并有负性频率作用，因此对于心肌病治疗主要应用非二氢吡啶类 CCB。

CCB 对心肌病的治疗主要效应有以下几个方面：

（1）抑制心肌收缩、降低心肌耗氧。非二氢吡啶类 CCB 都有抑制心肌收缩，从而降低心肌耗氧的作用。HCM 应用维拉帕米治疗有一定的疗效，其主要机制就在此。

（2）改善心室舒张功能障碍。心肌病时心肌有不同程度的缺血、缺氧、坏死、肥厚等，可导致心室舒张功能障碍。CCB 有改善左心室顺应性及心室僵硬度，改善左室舒张功能障碍的作用，从而有助于缓解左房压力及左室舒张末压力，提高心脏排血量。

（3）保护心肌组织细胞。心肌组织在缺氧、缺血、炎症等许多情况下，钙向细胞内流过多，导致细胞内结构破坏，即所谓的异常"钙负荷"（钙超载）。CCB 有防止钙负荷的作用，从而保护心肌组织细胞。

（4）防治心律失常。非二氢吡啶类 CCB 有降低心率的作用，以维拉帕米降低心率最明显。维拉帕米治疗阵发性心动过速、大部分室上性心动过速、个别室性心动过速都能有效。

（5）轻微的利尿作用。CCB 有轻微的利尿作用，尤其是和利尿剂或者血管扩张剂合用有协同利尿作用。

综上所述，非二氢吡啶类 CCB 可以适用于所有类型的心肌病治疗。

（陆　燕　施　诚）

58. 醛固酮的作用是什么？

醛固酮的作用主要有以下几方面：

（1）致水钠潴留、低钾低镁发生。醛固酮可作用于肾脏，使 Na^+-K^+-ATP 酶活性升高，促进肾远曲小管和集合管上皮细胞的钠泵对 Na^+ 的重吸收，导致 Cl^- 和水重吸收增加，致水钠潴留，使血容量增加，血压升高，心肌耗氧量增加，并促使 K^+ 分泌增加。醛固酮还可增加 Mg^{2+} 排泄，致低钾低镁发生。低镁可促使冠状动脉收缩，导致心肌缺血并可与低钾一起致恶性心律失常或猝死发生。

（2）抑制迷走神经调节通道，增强交感神经活性。醛固酮可抑制迷走神经调节通道，使压力反射性心动过缓反应减弱。研究发现，在同等压力刺激下醛固酮可使反射性心动过缓反应减半，并发现在心衰应用螺内酯过程中上午6时至10时的心室率明显降低，此时段也是恶性心律失常发生的高峰。醛固酮可促使心肌释放去甲肾上腺素，阻断心肌对儿茶酚胺的摄取，使心肌细胞外儿茶酚胺浓度增高，致心肌缺血及心律失常发生。

（3）醛固酮受体复合物进入细胞核与 DNA 结合，影响Ⅰ、Ⅲ型胶原基因表达，使胶原合成增多及胶原降解速度减慢，对心肌肌小节数量、排列及心肌细胞直径大小、细胞间质等产生影响。胶原合成的增加促使心肌纤维化，致心室重塑和动脉内膜、中膜组织增厚，平滑肌纤维增生，致外周小动脉痉挛，引起血压升高、心肌肥厚、心肌缺血。心肌纤维化可致心脏舒张顺应性降低，心肌僵硬度增加，左室充盈压升高，射血分数降低及心排血量降低，影响了心脏的收缩及舒张功能，加重了心衰的发生和发展。

（刘锡燕　罗英饰）

59. 醛固酮受体拮抗剂在心力衰竭治疗中的意义如何？

以往认为醛固酮受体拮抗剂主要是因其利尿作用而用于心力衰竭的治疗，后来发现其利尿作用较弱，从而在较长一段时间内较少应用此药。随着对心力衰竭发病机制及治疗模式的不断认识和变更，我们发现醛固酮不但可影响机体水钠潴留，而且还可作用于心血管系统，有独立于 AngⅡ和相加于 AngⅡ对心脏结构和功能的不利作用，并认识到醛固酮是引起心脏重塑的重要因子。目前已对醛固酮受体拮抗剂作用重新评价，认为醛固酮受体拮抗剂是除了

ACEI、β受体阻滞剂以外能降低心力衰竭患者病死率的有效药物。

（刘锡燕　罗英饰）

60. 醛固酮受体拮抗剂在心力衰竭治疗中的作用有哪些？

当发生心衰时，心室醛固酮生成及活化增加，加之心衰时RAAS活跃，使醛固酮合成及释放增加，并与心衰严重程度成正比。研究表明，ACEI对醛固酮的抑制是暂时的，在ACEI治疗心力衰竭患者2~3个月后，"醛固酮逃逸现象"是普遍存在的。醛固酮具有多种病理生理作用，有独立于AngⅡ和相加于AngⅡ对心脏结构及功能的不良作用，促进心室重塑。醛固酮对机体的不良作用为：① 在肾远曲小管和集合管细胞内，醛固酮与其受体结合形成醛固酮受体复合物，它可导致钠-钾离子交换失衡，致水钠潴留，促进钾离子及镁离子的排出，可诱发心律失常；② 醛固酮有刺激成纤维细胞产生胶原和促进间质纤维化的作用，左室重量指数增加，导致心肌、血管纤维化，致心脏舒张功能及收缩功能障碍；③ 增加交感神经系统活性，促进心肌释放去甲肾上腺素，加重心肌肥厚、心肌缺血、心力衰竭恶化的进程及损害纤维蛋白溶解系统。

醛固酮受体拮抗剂与醛固酮有相似的化学结构，它可与醛固酮竞争结合醛固酮受体，阻止醛固酮受体复合物的形成。在肾脏可以阻滞钠-钾离子交换过程，有弱利尿和保钾排钠作用。螺内酯是一种醛固酮受体拮抗剂，目前多主张在心力衰竭治疗中应用ACEI（或ARB）的同时应用小剂量螺内酯，其对心力衰竭的有益作用为：① 不是起利尿作用，而是发挥神经内分泌拮抗剂作用；② 可对抗醛固酮所致心肌及血管纤维化作用，有效防止和逆转心肌肥厚和心脏重塑；③ 可改善心力衰竭患者的内皮细胞功能；④ 改善纤溶和保护肾脏作用。国际大规模临床试验表明，应用ACEI的同时应用小剂量螺内酯可使心力衰竭患者总病死率下降27%，住院率下降36%，复合终点下降22%。目前认为，醛固酮受体拮抗剂是继ACEI（或ARB）、β受体阻滞剂后可降低心力衰竭患者病死率、提高其生存率的药物。

（刘锡燕　罗英饰）

61. 醛固酮受体拮抗剂在心力衰竭治疗中应注意的问题有哪些？

螺内酯应用剂量为10~50 mg/d。临床实践表明，螺内酯长期应用可伴发多种不良反应，如男性乳腺发育、性欲低下、阳痿、高钾血症等。为避免螺内酯的副作用，另一种醛固酮受体拮抗剂——依普利酮（eplerenone）已得到美国 FDA 批准用于心力衰竭治疗。EPHESVS 研究表明，与安慰剂比较，依普利酮对急性心肌梗死后心衰的治疗可使总病死率降低 15%，因心血管病死亡或住院发生率降低 13%。依普利酮对抗肾上腺盐皮质激素受体的活性是螺内酯的 2 倍，对雄性激素和孕酮受体的亲和力比螺内酯低，对睾丸功能、排卵等无明显作用，可大大减少男性乳腺发育、性欲低下、阳痿等不良作用的发生，是目前醛固酮受体拮抗剂中治疗慢性心衰较有前途的药物。

（刘锡燕　罗英饰）

62. 为什么要硝普钠和多巴胺联合应用来治疗顽固性心衰？

顽固性心衰患者往往因心肌长期受累造成心脏极度扩张或肥厚，心肌大面积损害以及瓣膜功能异常，缺氧、感染、恶性心律失常及严重的电解质紊乱均可使心衰反复发作，常规采用扩血管药物以及利尿剂和洋地黄制剂治疗仍有症状存在。对这些患者，除了对可能诱发或加重循环失代偿的潜在可逆因素进行周密评估和强化治疗外，国内外亦有较多文献报道硝普钠和多巴胺联合应用在顽固性心衰的治疗中取得了较好的临床效果。

硝普钠作为一种均衡型血管扩张剂，通过扩张动脉使外周血管阻力下降，减轻心室射血阻力（后负荷）；扩张静脉使静脉容量增加，减少回心血量，从而减低了舒张期心室充盈（前负荷）。此外，硝普钠通过减慢心衰患者的心率，降低了外周阻力，可使室壁张力减低，所以不仅不增加心肌氧耗，反而有所降低。虽然硝普钠可以减轻心脏前后负荷和心肌氧耗，使心排增加，但会引起血压的下降，所以对心衰伴低血压，尤其是心源性休克的患者单独应用为相对禁忌。

多巴胺作为一种内源性儿茶酚胺，在不同的剂量发挥不同的药理作用。在小剂量［<2 μg/（kg·min）］时，兴奋肾、肠系膜、脑、冠脉等多种脏器的多巴胺受体，引起血管扩张，肾血流增加，有显著利尿作用，减轻了体内水钠潴留；在中剂量［2～5 μg/（kg·min）］时，引起心脏肾上腺素能受体激活增加，产生正性肌力作用，增加心排，但会增加心率和心肌氧耗；在大剂量［>10 μg/（kg·min）］时，由于直接的 α 肾上腺素能受体刺激，引起周围血管收缩,对维持一定血压起较好作用。在难治性心衰的治疗中,多巴胺仅能静脉应用,因而限制其只能短期应用。应用时初始剂量为 0.5~1 μg/(kg·min),逐渐增加剂量,直至尿量、血压、心率、心排达到满意的水平,一般常用剂量为 3~5 μg/(kg·min) 较合适。

硝普钠与多巴胺两者合用可以互相抵消不利作用,兼顾两者有益效应,在不增加心肌氧耗和动脉血压不致过低的基础上,降低了左室舒张末压,增加了心肌收缩力,从而使心排增加,心功能得以改善,亦使硝普钠治疗范围扩大至泵衰竭伴低血压者。国外有学者经血流动力学证实,在心衰患者两者合用,心排的增加超过单用任何一种药物。国内亦有较多文献报道两者联合应用在顽固性心衰的治疗中取得了较好的临床效果。

(刘锡燕 罗英饰)

63. 硝普钠使用过程中有哪些注意事项?

硝普钠使用过程中有以下注意事项:

① 因硝普钠溶液不稳定,见光降解生成氰化物,既降低了疗效又因氰化物输入体内增加了对人体的毒性,所以输液时应避光,最好用黑布包裹输液泵和输液管,静滴前需临时配制,配后立即输入。根据硝普钠使用说明书,从溶液配制至使用完应不超过 4 小时,以免降低效价。但文献对硝普钠溶液的稳定性及保存时间认识不一致。有报道常用浓度的硝普钠溶液在常温、避光条件下,在体外 24 小时内是相对比较稳定的。

② 硝普钠作为一种强效扩血管剂,治疗时为防止患者血压骤降,应从小剂量开始给药,一般从 10 μg/min 起,无效时每 5~10 分钟增加一次剂量,每次增加 5~10 μg,根据病情及血流动力学反应逐渐调整剂量,直到达到所需效果。但需注意泵入速度过快会引起出汗、恶心、焦虑、肌肉抽搐等症状。治疗充血性心衰的平均剂量为 75~100 μg/min,最高剂量为 300 μg/min。用药过程中注意剂量的个体化。给药期间以收缩压不低于 95 mmHg 为宜,对心衰伴低血压者,应同时应用多巴胺。给药时间视病情而定,一般 3~4 天。停药时亦应逐渐减量,并口服血管扩张剂防止反跳。

③ 为了在心衰患者中更安全有效地使用硝普钠,进行血流动力学监测左室充盈压、动脉压、心排血量是有必要的,尤其对治疗前动脉收缩压已小于 95 mmHg 者更应严密监测。通过血流动力学监测调整合适的硝普钠泵入速度,

既维持适当的动脉压，又把左室充盈压和心排控制在理想状态。通常把左室充盈压降低至 15～20 mmHg，收缩压维持在 100 mmHg 或更高。若治疗前血压高，则把平均动脉压降低 20～40 mmHg。

（刘锡燕　罗英饰）

64. 硝普钠使用过程中有哪些不良反应及应如何防治？

1. 低血压

低血压是硝普钠应用过程中最常见的副反应，多发生于剂量过大、剂量增加过快或血容量不足时。低血压的伴随症状常有恶心、呕吐、出汗、心悸等。因硝普钠半衰期短，减慢静滴速度或停止静滴后，低血压常可在 3～5 分钟内迅速缓解，无效时快速补液多能纠正，必要时应用多巴胺。该副反应可以很快纠正，不会造成不良后果，也不会影响药物的继续使用和疗效。

2. 药物反跳恶化现象及耐药性形成

药物反跳常见于初用该药的患者，多为突然停药造成，停药前逐渐减少剂量可防止反跳现象的发生。耐药性形成多见于长时间、大剂量给药的患者，表现为原治疗有效的患者治疗效应急剧下降，常为药物中毒的先兆，在这一阶段及时停药可避免中毒的发生。

3. 药物中毒

药物中毒是最严重的副反应，虽发生率低，但后果严重，所以应高度警惕。如短期大量给药，硝普钠和血红蛋白反应，可形成大量游离的氰化物而引起中毒。氰化物中毒表现为皮肤粉红色、呼吸浅快、瞳孔散大、心音遥远、低血压、脉搏和反射消失、昏迷及血浆氰化物浓度增高。氰化物通过阻断细胞呼吸和氧代谢导致死亡。硝普钠中毒所致的死亡常是由于氰化物的蓄积。其中毒的最早期和最可靠的表现为代谢性酸中毒，这是由于有氧代谢被抑制和乳酸产生增加所导致的。氰化物中毒的治疗可以供给硫供体，使氰化物转化为硫氰酸盐并最终随尿排出，通常滴注硫代硫酸钠。也可以应用亚硝酸钠或羟钴胺治疗氰化物中毒，亚硝酸钠可诱发高铁血红蛋白，使之和氰化物离子结合形成氰化高铁血红蛋白，减少了氰化物和细胞色素 C 的结合，而羟钴胺可与氰化物结合成无毒的氰化胺。

氰化物在硫供体存在下又通过线粒体硫氰生成酶体系的作用，使硫原子转移到氰化物分子上，最终生成硫氰酸盐，随尿排出。长期大量应用硝普钠，血浆硫氰酸盐浓度增加，如果 >10 mg 则引起神经中毒症状，表现为恶心呕吐、上腹不适、厌食乏力、肌肉痉挛、定向障碍和意识混乱等。硫氰酸盐中毒在肾功能不全者较为常见，但任何接受硝普钠治疗的患者，一旦出现不能解释的腹痛，精神状态改变或惊厥，都应怀疑硫氰酸盐中毒。硫氰酸盐离子容易经血液透析排出，如停用硝普钠或应用利尿剂等方法仍不足以缓解中毒症状，可间断予以血液透析。

预防硝普钠中毒需要观察氰化物和硫氰酸盐中毒的早期症状，有指征时及时测定血浆硫氰化合物的浓度。一般滴注速度 <3 μg/（kg·min），时间不超过 72 小时，中毒的可能性很小。硝普钠的致死量为 7 mg/kg，其有效量和中毒量之比为 1∶10，老人和接受降压药治疗者可能会更敏感，往往需要减少剂量。肝肾功能不全患者硝普钠的代谢速度减慢，更易发生蓄积，应加强血中硫氰酸盐、氰化物含量测定，严密观察毒性反应。

（刘锡燕　罗英饰）

65. 硝酸酯类药物除具扩张血管作用外还具有什么作用？

硝酸酯类药物除具有扩张血管作用外，依剂量不同还有其他不同的作用。在低剂量时，硝酸酯扩张静脉血管，使回心血量减少，降低心脏前负荷；在中等剂量时，硝酸酯可扩张冠状动脉；大剂量时，硝酸酯扩张外周阻力血管，减轻心脏后负荷。当冠状动脉管腔狭窄 >90% 时，硝酸酯类药物可扩张侧支循环，使心肌缺血区血流增加，改善血流沿侧支循环的分布，从而改善冠状动脉血流，改善心肌缺血。硝酸酯类药物还可作用于血小板，具有抑制血小板聚集的作用。其机制是通过激活血小板的可溶性鸟苷酸环化酶，催化环磷酸鸟苷，抑制纤维蛋白原与血小板表面结合，从而达到抗血小板聚集作用。研究发现，由硝酸酯类药物生成的 NO 为外源性，而内源性的 NO 是由血管内皮细胞释放，经 NO 合成酶催化，使内皮细胞中的 L-精氨酸转化为胱氨酸所产生的。不论是外源性的 NO，还是内源性 NO，实质上就是内皮细胞源性舒张衍生因子，具有相同的生物活性。故硝酸酯类药物依药理性质，可应用于急性冠状动脉综合征、急慢性心力衰竭及高血压急症的治疗。

（施　维　薛宪骏）

66. 常用硝酸酯类药物使用方法及作用时间如何？

临床常用硝酸酯制剂为 3 种：硝酸甘油（NTG）、硝酸异山梨酯（ISDN）及 5-单硝酸异山梨醇酯（IS-5-MN），这三种药物作用机制相同，但其药代动力学不同，其使用方法及作用时间见表 3-4。

表 3-4　常用硝酸酯类药物使用方法及作用时间

药物	生物利用度/%	使用方法		作用时间	
		给药途径（规格）	剂量	起效时间	持续时间
硝酸甘油	0	舌下含服	0.3～0.6 mg/次	1～2 min	30 min
		皮肤(2%软膏)	10～20 mg/次	15 min	4～6 h
		静脉滴注	5～200 μg/min	即刻	连续静滴 12～24 h
硝酸异山梨酯（消心痛）	30～40	喷剂	0.4 mg	30 s	30 min
		舌下含服	2.5～15 mg	1～2 min	1～2 h
		口服平片	5～10 mg/次	15～40 min	4～6 h
5-单硝酸异山梨酯	100	口服平片	10～20 mg	30～60 min	3～6 h
5-单硝酸异山梨酯缓释片（依姆多）	100	口服缓释制剂	60～120 mg 50～100 mg	60～90 min	10～14 h

（施　维　薛宪骏）

67. 常用硝酸酯类药物给药途径及适应证有哪些？

硝酸酯类药物常见的给药途径有以下几种：

（1）舌下含服。常用硝酸甘油及硝酸异山梨酯（消心痛）。硝酸甘油舌下含 1～2 分钟起效，4～5 分钟达峰浓度，可持续 30 分钟。消心痛舌下含服 1～2 分钟起效，6 分钟达峰浓度，可持续 1～2 小时。由于两药作用快，作用时间短，可适用于急性期应用，主要用于缓解心绞痛发作及减轻急性左心衰肺水肿症状。

（2）口腔喷雾。常用硝酸甘油口腔喷雾剂，与硝酸甘油舌下含服相比，由于口腔喷雾吸收面积大,作用更快,30秒起效,3～4分钟达峰浓度,持续30分钟,适用于冠心病急性期心绞痛发作。

（3）口服。常用硝酸异山梨酯及5-单硝酸异山梨酯,适用于冠心病长期应用,防止心绞痛发生。由于硝酸甘油生物利用度低,不宜口服应用。硝酸异山梨酯为中效制剂,生物利用度为30%～40%,有效使用剂量为5～10 mg/次,最佳使用剂量为15～30 mg/次,口服后15～40分钟起效,可持续4～6小时。5-单硝酸异山梨酯缓释片为中长效制剂,生物利用度为100%,使用剂量为60～120 mg/次或50～100 mg/次,口服后60～90分钟起效,可持续10～14小时。

（4）静脉。常用硝酸甘油,其特点为起效快,作用恒定,易于调整剂量,无肝脏首过代谢,适用于急性冠脉综合征、急性左心衰竭、肺水肿、PTCA及高血压急症。

（5）皮肤贴剂。常用硝酸甘油软膏、硝酸甘油贴片等,经皮给药,持续时间长,无肝脏首过代谢。

依硝酸酯类药物药代动力学特点,并非每种硝酸酯均能以各种途径给药,如5-单硝酸异山梨酯脂溶性弱,半衰期长,不宜舌下、静脉及皮肤途径给药。

（施 维 薛宪骏）

68. 硝酸酯类药物应用的禁忌证有哪些?

硝酸酯类药物应用的禁忌证包括:

① 肥厚梗阻性心肌病。患者用硝酸酯类药物后可引起左心室流出道梗阻加重,促使晕厥发生。

② 单纯严重的主动脉狭窄及严重二尖瓣狭窄。用硝酸酯类药物后可致晕厥发生。

③ 不可同时与西地那非应用,否则加重血管扩张致心肌梗死及晕厥发生。

④ 由于硝酸酯类药物扩张血管作用较强,可增高颅压及眼压,故禁用于低血压、脑出血、颅压高、低血容量及青光眼患者。

⑤ 严重肝肾功能不全、严重贫血者慎用。

⑥ 慎用于缩窄性心包炎、心室填塞患者。

⑦ 对硝酸酯类药物过敏者。

（施 维 薛宪骏）

69. 为什么要正确理解硝酸酯类药物应用的禁忌证？

由于硝酸酯类药物的血管扩张作用可使左心室流出道梗阻加重，故禁用于肥厚梗阻性心肌病，也禁用于单纯主动脉瓣狭窄及二尖瓣狭窄患者。但是这些疾患一旦发生心脏扩大、心功能不全，就应按心功能不全进行治疗，可以应用硝酸酯类药物。在我们收治的 HCM、心功能不全及主动脉瓣狭窄心功能不全的多名患者中，由于当地一些医生不敢应用硝酸酯类药物及洋地黄类药物，患者心脏已扩大，射血分数均＜40％，出现心悸、气短、下肢水肿、不可平卧入睡等表现，当地医生仅用利尿剂治疗，患者心功能不全症状越来越重，转至我院后经强心、利尿及应用硝酸酯类药物后病情明显好转。

（施　维　薛宪骏）

70. 硝酸酯类药物的副作用有哪些？

（1）低血压，反射性心动过速，尤其是直立性低血压。多见于频繁口服或静脉应用硝酸酯类药物，在血容量不足、大剂量利尿剂应用、合并使用其他扩张血管的药物及硝酸酯类药物剂量大时更易发生低血压。

（2）由于较强的扩张血管作用可增高颅内压及眼内压，患者可表现为头痛、面红，尤其是搏动性头痛。

（3）停药反跳现象。见于长期使用硝酸酯类药物后突然停药，这是由于体内硝酸酯血药浓度突然降低，体内血管收缩因素突然失去控制，致血压升高，心肌缺血加重，可发生心绞痛、心肌梗死及心力衰竭。如需停药，须采用台阶式逐渐减量的停药方法。

（4）大剂量硝酸酯应用可引起高铁血红蛋白血症。

（施　维　薛宪骏）

71. 为什么要重视硝酸酯类药物耐药性问题？

尽管硝酸酯类药物耐药性问题早于 100 年前人们就发现了，但近 30 余年来人们才真正加以重视。在应用硝酸酯类药物过程中，硝酸酯类药物耐药现象是经常遇到的问题。一般来讲，连续长时间应用（尤其是静脉途径）硝酸酯类药物，在48～72小时内均可发生硝酸酯耐药现象，临床表现为抗心绞痛效应、血流动力学效应及抗血小板聚集效应明显降低，甚至恢复到治疗前水平，或加大硝酸酯类药物剂量后才可维持其疗效。硝酸酯类药物的耐药性是可逆的，经短暂停药24小时后机体就可以较快恢复对硝酸酯类药物的敏感性。研究表明，不同的血管床对硝酸酯耐药反应是不同的，静脉血管先行耐药，其次是小动脉，最后是大动脉。硝酸酯类耐药现象可分为假性耐药和真性耐药。假性耐药往往指血管外因素所致的硝酸酯耐药现象，多发生在应用硝酸酯类药物治疗24～48小时内，一开始应用尽管硝酸酯类药物剂量大，但无血流动力学效应，假性耐药的发生与神经内分泌反馈调节和循环血容量扩张有关。真性耐药是指血管自身因素所致的硝酸酯耐药现象，特点为发生快，消失也快。其发生原因不十分清楚，可能与下述机制有关：① 血管平滑肌细胞对 NO 的作用减弱或消失；② 血管本身局部内皮素-1 分泌增加；③ 血管平滑肌产生巯基受限或耗竭；④ 血管局部超氧阴离子产生增加；⑤ 血管对交感神经递质反应性增加或 NO 介导性血管扩张作用减低等。

（施 维 薛宪骏）

72. 预防硝酸酯类药物耐药的最有效方法是什么？

合理用药是防止硝酸酯类药物耐药的关键。我们体会，可采用间歇用药法，目前认为此种方法是预防硝酸酯类药物耐药最有效方法。间歇期取决于硝酸酯类药物的半衰期，应保证在24小时内血浆中无硝酸酯类药物浓度的时间在8～12小时，以使细胞内硝酸酯代谢和巯基的数量得以恢复。静脉给药建议一般情况下不宜连续静点超过48小时，如病情不允许，可采用增加剂量方式或采用高、低剂量交替应用的方式。如患者心绞痛发作在白天多，则白天采用高剂量，夜间采用低剂量；反之则白天采用低剂量，夜间采用高剂量。当心绞痛得以控制时，则每日给药10～16小时，或采用口服给药。口服给药常采用偏心给药方法，使血药浓度时高时低。例如，一日三次给药时，给药时间应在上午7时、中午12时、下午5时（不晚于6时）；一日两次服药时，给药时间为上午7～8时、下午3～4时；对于冠心病心绞痛稳定者，可采用一日一次长效制剂。

（施 维 薛宪骏）

73. 什么是零点现象，应如何预防？

间歇用药法虽是目前预防硝酸酯类药物耐药的最有效方法，但值得注意的是，这种间歇给药方法不适用于不稳定型心绞痛及严重心功能不全患者的治疗，因这类患者若采用间歇给药法，硝酸酯类药物浓度会在深夜或凌晨时降低至最低水平，易导致心绞痛发作及心衰发生，此种现象称为零点现象。为避免发生零点现象，我们常采用以下方法：① 如需静脉连续给药，可采用逐渐增加其剂量的方法；② 对于频繁发生心绞痛者，选择作用时间短的药物，如硝酸异山梨酯，不宜用中长效制剂或长效制剂。对于 24 小时内不分白天黑夜均发作心绞痛者，我们采用硝酸异山梨酯 q6 h 给药，时间为 9am、3pm、9pm、3am；如患者白天频繁发作心绞痛，晚上发作不频繁，或凌晨发作心绞痛，可采用短效、长效制剂相结合的方法，即白天硝酸异山梨酯 tid，晚上服长效制剂。长效制剂宜选择前 12 小时释放量较多的制剂，这种长短效制剂交替联合应用的方法不宜长期应用，否则易致耐药性发生。对于清晨起床活动后易发生心绞痛者，宜于起床前舌下含服硝酸异山梨酯（5～10 mg）。

（施　诚　李团叶）

74. 静脉应用硝酸酯类药物时为什么应注意血压监测？

由于硝酸酯类药物具有较强的血管扩张作用，在合适剂量下，硝酸酯类药物可平衡扩张静脉及动脉，降低心脏的前后负荷，而不影响组织灌注。若剂量过大，扩血管作用较强，可使血压下降，影响肾血流灌注，损伤肾功能。因此密切监测血压是十分重要的，以平均动脉血压降低 10 mmHg 为宜。应用过程中及时补充血容量是十分重要的，因为多数心功能不全患者伴发感染、电解质紊乱等，食欲不好是常见的，加之应用大量利尿剂可使血容量不足，此时如不补充血容量而盲目应用硝酸酯类药物，可加重血流动力学异常，致血压下降。应用过程中，如发生心功能不全加重，应仔细分析原因，千万不可一味加大硝酸酯类药物剂量（通常指加大静脉硝酸酯类药物剂量），盲目加大使用剂量是十分危险的。依我们的经验，治疗过程中发生心功能不全加重，往往是由于感染、电解质紊乱、洋地黄中毒、血容量不足等原因所致，较少是因为硝酸酯类剂量不足所致，因此应仔细分辨原因，对症治疗。在心绞痛的治疗中也如此，如前不久我们所遇到的病例，患者为不稳定型心绞痛，心绞痛发作有时间性，均为凌晨发病，医生未仔细询问心绞痛发作性质，而一味加大硝酸甘油剂量，从 30 μg/min 加至 80 μg/min，症状仍未缓解，经上级医生查房后按冠脉痉挛治疗，给予地尔硫䓬后心绞痛很快缓解。在应用硝酸酯类药物过程中不可同时和西地那非（伟哥）合用，否则可加重血管扩张致急性心肌梗死及晕厥发生，更不可突然停药，因长期应用硝酸酯类药物时，机体对药物产生依赖性，突然停药可致心绞痛发作，甚至发生心肌梗死或猝死，所以应逐渐停药。

（施　诚　李团叶）

75. 血管扩张剂可用于治疗哪些心肌病？

血管扩张剂从 20 世纪 70 年代以来广泛用于心力衰竭的治疗。有些心力衰竭应用强心剂及利尿剂疗效不佳后，加用血管扩张剂可明显减轻心脏负担，起到"内放血"的作用，缓解心衰症状。最常用的代表性药物是硝普钠、酚妥拉明、硝酸甘油等。

应用血管扩张剂的原则：只有急慢性心力衰竭、高血压急症等才是应用血管扩张剂的适应证。血容量不足、低血压及休克者是绝对不能应用的。根据这些原则，适合用血管扩张剂治疗的心肌病有以下几种：

（1）扩张型心肌病：血管扩张剂的使用大大减少了洋地黄的应用和用量。由于扩张型心肌病时心肌的损害较广泛，洋地黄的疗效可能较差，而且患者对洋地黄的耐受性也较差，易出现洋地黄的毒性反应。在扩张型心肌病的早期，利尿药、ACEI 和血管扩张剂合用能有效减少洋地黄的用量，甚至可以不用洋地黄制剂。临床上，扩张型心肌病的慢性心衰急性失代偿常用血管扩张剂静脉滴注，有助于控制心衰。

（2）缺血性心肌病：因高血压、冠心病所致的缺血性心肌病发生心力衰竭时应用血管扩张剂可以降低心脏负荷，减轻肺淤血的症状，增加心排血量。

（3）围产期心肌病：有人认为循环系统容量负荷过重是围产期心肌病发生心力衰竭的主要因素。心脏扩大、心力衰竭、肺部淤血等症状同扩张型心肌病。血管扩张剂能明显改善心衰症状，与洋地黄合用有协同作用。

HCM、限制型心肌病、限制型缺血性心脏病等一般不主张用血管扩张剂，因血管扩张剂可能加重左心室流出道梗阻，心排血量减少，使病情恶化，但这些疾病一旦到后期发生心脏扩大、心力衰竭时仍为血管扩张剂的应用指征。

（刘锡燕　施　诚）

76. 如何应用非洋地黄类正性肌力药物？

非洋地黄类正性肌力药物包括β受体激动剂（多巴酚丁胺、多巴胺）和磷酸二酯酶抑制剂。磷酸二酯酶抑制剂是通过抑制环磷酸腺苷（cyclic adenosine monophosphate，cAMP）裂解的磷酸脂酶F-3，使细胞内cAMP浓度增加，钙离子内流增加而产生正性肌力及扩血管作用。β受体激动剂通过激活腺苷酸环化酶，催化ATP产生cAMP，促使蛋白磷酸化，使钙离子通道开放，钙离子内流增加，心肌收缩力增强。在20世纪70—80年代，这类药物在慢性心衰治疗中曾一度成为常用药物之一，但经大规模临床研究表明，这类药物可暂时改善心衰的临床症状，仅能短期应用于难治性心衰、终末期心衰、慢性心衰急性恶化常规治疗无效者，其应用剂量为米力农 25～75 μg/kg 负荷量（>10 min），继以 0.375～0.75 μg/（kg·min）。这类药物长期应用可明显增加心衰患者恶性心律失常发生率、猝死率及总病死率，一般限于 3～5 天短期应用。多巴酚丁胺和多巴胺通过兴奋心脏 β_1 受体产生正性肌力作用，适用于低血压（收缩压 <90 mmHg）和/或组织器官低灌注的患者。短期静脉应用正性肌力药物可增加心排血量，升高血压，缓解组织低灌注，维持重要脏器的功能。多巴酚丁胺应用剂量为 2.5～10 μg/（kg·min）维持。多巴胺剂量 <3 μg/（kg·min）时激动多巴胺受体，扩张肾动脉；3～5 μg/（kg·min）时激动心脏 β_1 受体，正性肌力作用；>5 μg/（kg·min）时激动心脏 β_1 受体、外周血管α受体。

（刘锡燕　施　诚）

77. 心力衰竭伴室性心律失常时如何选择抗心律失常药物？

目前抗心律失常药物分为4大类：Ⅰ类为阻滞钠通道药物，依其作用特点又分为 Ia 类（奎尼丁、普鲁卡因胺），Ib 类（利多卡因、美西律），Ic 类（氟卡尼、普罗帕酮）；Ⅱ类为阻滞β受体药物；Ⅲ类为阻滞钾通道药物；Ⅳ类为阻滞钙通道药物。对于心脏有结构改变，尤其是伴有心力衰竭者不宜选择 Ia 类及 Ic 类药物，因 Ia 及 Ic 类药物虽然可以抑制室性心律失常发生，但也可以诱发室性心动过速导致心衰患者病死率增加。研究表明 Ib 类药物利多卡因在心衰伴室性心律失常治疗中可增加室内传导障碍及心脏停搏发生率，致心力衰竭患者病死率增加。故不主张把利多卡因作为治疗心衰伴室性心律失常患者的一线药物。Ⅳ类钙通道阻滞剂由于具有负性肌力作用而禁用于心衰患者。Ⅱ类 β 受体阻滞剂不但可降低心力衰竭伴室性心律失常患者病死率，同时也降低心力衰竭时心源性猝死的发生率。但由于其有负性肌力作用，因此不宜用于治疗急性心力衰竭，而适用于慢性心力衰竭或慢性心力衰竭失代偿期治疗，治疗需从小剂量起，逐渐滴定剂量直至达到靶剂量。β 受体阻滞剂抗室性心律失常效果不如Ⅲ类抗心律失常药物。Ⅲ类抗心律失常药物有胺碘酮、索他洛尔、多非利特及伊布利特等，这些药物对于室性心律失常防治有一定作用，但索他洛尔、多非利特及伊布利特等药物应用过程中均有诱发尖端扭转型室性心动过速的危险。相比之下，胺碘酮在心力衰竭伴室性心律失常治疗中可有效减少室性心律失常发生及复发，极少发生尖端扭转型室性心动过速，是目前对心力衰竭伴室性心律失常患者最有效、最安全的抗心律失常药物。

（刘锡燕　施　诚）

78. 为什么说胺碘酮是心衰伴室性心律失常治疗中最安全有效的药物？

胺碘酮可安全有效地用于心衰伴室性心律失常患者的治疗。这是因为胺碘酮具有多通道（钠、钾、钙通道）阻滞作用，同时具有轻度非竞争性 α 及 β 受体阻滞作用。胺碘酮通过 β 肾上腺素受体及钙通道阻滞作用，减慢房室结传导，减慢心室率；通过抑制钾通道延长心房、心室的复极，因此胺碘酮的电生理效应是延长所有心肌组织包括窦房结、房室结、希氏束、浦肯野纤维的动作电位、复极时间及不应期，减少膜的兴奋性，有利于消除折返激动。因此它具有Ⅰ、Ⅱ、Ⅳ类抗心律失常药物的全部电生理特性，是多靶点药物，能有效防治各种室性和室上性心律失常，是一种广谱抗心律失常药物。尽管它具有钙通道阻滞的作用，但无负性肌力作用；具有钾通道阻滞作用，可以延长动作电位时程，表现为 Q-T 间期延长，但不易发生尖端扭转型室性心动过速。胺碘酮对冠状动脉及周围动脉有直接扩张作用，具有抗心肌缺血和改善血流动力学作用，可用于缺血性心脏病伴心衰患者。胺碘酮禁用于心动过缓、病态窦房结综合征、高度房室传导阻滞、甲状腺功能障碍、肝硬化与肝脏疾患及严重肺部疾病（尤其是肺间质纤维化）。胺碘酮可通过胎盘进入胎儿体内，其代谢产物可经乳汁分泌，因此胺碘酮禁用于妊娠及哺乳期妇女。

（刘锡燕　施　诚）

79. 长期应用胺碘酮应注意哪些毒副作用？

胺碘酮毒副作用与所用胺碘酮剂量及时间有密切关系，剂量越大，时间越长，毒副作用发生率越高。其毒副作用主要表现在对肺、甲状腺及肝脏的不良作用。肺毒性年发生率1%~2%，多见于大量长期服用者，可致过敏性肺炎、肺间质纤维化。临床表现为气短、干咳、胸痛等，X线胸片示局限性或弥漫性间质浸润。一经发现肺间质性改变，应立即停服胺碘酮，辅以皮质醇治疗。多数患者肺毒性是可逆的。甲状腺毒性是由于200 mg胺碘酮含碘74.6 mg，大量碘可干扰甲状腺功能，胺碘酮阻碍外周甲状腺素（T_4）向三碘甲状腺原氨酸（T_3）的转换，产生反三碘甲状腺原氨酸（rT_3），胺碘酮及其代谢产物去乙基胺碘酮能够在细胞水平和亚细胞水平上对抗T_3的效应，从而干扰了甲状腺代谢，可表现为甲状腺功能亢进（T_3升高，促甲状腺激素下降）或甲状腺功能减退（促甲状腺激素升高至服胺碘酮前水平3倍以上）。据研究，胺碘酮致甲状腺功能低下的发生率高出甲状腺功能亢进2~4倍。致甲状腺功能亢进（简称甲亢）年发生率为2%，而致甲状腺功能低下（简称甲减）年发生率为6%，老年人较多见。发生甲亢时应停服胺碘酮，按甲亢治疗。发生甲减者如患者心律失常不允许停服胺碘酮，可在服甲状腺素的基础上继续用胺碘酮。肝毒性表现为转氨酶升高，高出正常3倍以上时需停服胺碘酮。鉴于上述毒性反应，应用胺碘酮过程中应密切观察病情，在服胺碘酮第一年应每3个月随访一次，检查甲状腺功能、心电图、肝功能、X线胸片。自第二年起每半年随访一次，以便及时发现胺碘酮的毒副作用。胺碘酮治疗过程中一定要纠正电解质紊乱，尤其是低钾血症，否则易发生尖端扭转型室性心动过速。

（刘锡燕　施　诚）

80. 心力衰竭合并房颤的胺碘酮治疗原则是什么？

心力衰竭合并初发房颤者，房颤发生<48小时，为了尽快降低心室率，

恢复窦性心律，宜首选胺碘酮，因在降低心室率方面胺碘酮与去乙酰毛花苷是等效的，胺碘酮还具有复律功能。推荐胺碘酮的静脉负荷量为 150 mg，以 5% 葡萄糖 20 mL 稀释后缓慢静脉注射达 10 分钟，然后以 1 mg/min 的速度滴注 6 小时，6 小时后以 0.5 mg/min 的速度维持 18 小时。如 24 小时不能转复为窦性心律则行电复律，复律后胺碘酮 0.2 g，每日三次，连服 7 天，后改为 0.2 g，每日两次，连服 7 天后改为 0.2 g，一日一次，长期维持治疗。长期服用者，为减少胺碘酮毒副作用，如无房颤发生，可采用服 5 天（每日 0.2 g）停一天的方式，也可按 0.1 g/d 的量服用。笔者收治的几例患者胺碘酮减至 0.1 g/d，服用 4 天后停三天，持续一年，未见房颤复发。

（刘锡燕　施　诚）

81. 心力衰竭合并室性心动过速的胺碘酮治疗原则是什么？

心力衰竭合并室性心动过速伴血流动力学不稳定者应首选电复律治疗，如无血流动力学障碍，应使用胺碘酮，将胺碘酮 150 mg 加入 5% 葡萄糖 20 mL 稀释后静脉注射 10 分钟。如室性心动过速反复发作，应间隔 10～30 分钟重复追加 150 mg 负荷量，以 5% 葡萄糖 20 mL 稀释后静脉注射 10 分钟，直至室性心动过速终止。由于胺碘酮 24 小时静脉用量 >2 000 mg 易发生心率慢、低血压等不良反应，因此每 24 小时所追加负荷量次数不能 >6 次。如果静脉用量已达 900 mg 以上，室性心动过速仍未控制，即使血流动力学稳定也应行电复律治疗。如果室性心动过速终止，继续行胺碘酮静脉滴注，初为 1 mg/min，共 6 小时，后减量至 0.5 mg/min，静脉维持 24 小时，胺碘酮每 24 小时静脉用量以 <2 000 mg 为宜。如 24 小时仍未见室性心动过速发生，则行口服胺碘酮治疗，初为 0.2 g，每日三次，连服 7～10 天后再转为维持剂量 0.3～0.4 g/d。我们体会到每日 0.3～0.4 g 的维持量治疗室性心动过速是有效的，如果减至 0.2 g/d，则室性心动过速易复发，心悸、心慌、气短等临床症状又复存在。为减少胺碘酮的剂量，我们认为可在应用胺碘酮的基础上加用 β 受体阻滞剂，亦可使患者临床症状减轻，在此基础上减少胺碘酮用量至 0.2 g/d，室性心动过速的发生率可明显减少。

（刘锡燕　施　诚）

82. 他汀类药物能否用于心力衰竭的治疗？

近些年来研究表明，他汀类药物除有调脂作用外，还具有多项效应。他汀类药物通过调节基质金属蛋白酶活性及抑制血管紧张素Ⅰ介导的心肌细胞肥厚降低心脏重量，通过抗炎症作用、抗氧化作用、对抗氧自由基作用及调节基质金属蛋白酶活性来减少胶原形成，从而减少左心室纤维化；通过改善血管内皮功能，减少内皮素合成，增加一氧化氮合成作用来增加动脉的顺应性等。他汀类药物正是因为具有这些调脂外作用，有人研究认为他汀类药物可用于心力衰竭的治疗，认为可延缓心力衰竭进程，降低心力衰竭病死率。但有人研究认为，在心力衰竭时患者本身血脂偏低，对于心力衰竭患者他汀类降脂目标值是多少并不清楚，如果以冠心病降脂达标值作为标准值，会导致 LDL-C 及 TC 降得过低，影响体内内毒素的清除，反而加重心力衰竭。研究还表明他汀类药物可使体内辅酶 Q_{10} 合成减少，因此在应用他汀类药物治疗心力衰竭过程中及时补充辅酶 Q_{10} 有益于心力衰竭的治疗。综上所述，尽管在理论上他汀类药物治疗心力衰竭有一定益处，但其安全性、有效性仍有待进一步探讨。

（罗英饰　张　麟）

83. 他汀类药物治疗心力衰竭时是否要补充辅酶 Q_{10}？

人体内辅酶 Q_{10} 是经 HMG-CoA 还原酶作用经内源性甲羟戊酸-异戊二烯通路合成。辅酶 Q_{10} 是一种抗氧化分子，可减少体内氧自由基的形成。由于他汀类药物可抑制内源性甲羟戊酸-异戊二烯通路，故可使辅酶 Q_{10} 合成减少，并降低含有大量辅酶 Q_{10} 的 LDL-C，研究表明他汀类药物在治疗心力衰竭时可减少体内 50% 辅酶 Q_{10} 的合成。因此有人指出，他汀类药物在心力衰竭治疗过程中应及时补充辅酶 Q_{10}，这样有助于对心力衰竭的治疗。

（罗英饰　张　麟）

84. 心力衰竭患者他汀类药物调脂达标的目标值是多少？

《2019 年欧洲心脏病学会/欧洲动脉粥样硬化学会血脂异常管理指南》指

出，对于心血管危险分层存在以下情况之一者为极高危者：① 确诊的动脉粥样硬化性心血管疾病（atherosclerotic cardiovascular disease，ASCVD）患者（包括既往心肌梗死或不稳定型心绞痛、稳定型心绞痛、冠状动脉血运重建、卒中、短暂脑缺血发作、外周动脉疾病以及冠状动脉造影或冠状动脉 CT 证实两支及以上主要冠状动脉狭窄＞50%、超声心动图证实颈动脉狭窄＞50% 者）；② 糖尿病合并靶器官损害（微量白蛋白尿、视网膜病变、肾病）或合并至少 3 种主要危险因素或病程＞20 年的早发 1 型糖尿病患者；③ 重度慢性肾病患者［eGFR＜30 mL/（min·1.73 m^2）］10 年系统性冠状动脉风险评估（systematic coronary risk evaluation，SCORE）≥10% 者；④ 家族性高胆固醇血症合并 ASCVD 或其他主要危险因素者，建议低密度脂蛋白胆固醇（low density lipoprotein cholesterol，LDL-C）＜1.4 mmol/L（55 mg/dL）且降低 LDL-C≥50%。存在以下情况之一者为心血管危险分层高危者：① 单一危险因素显著升高者，包括总胆固醇（total cholesterol，TC）＞8.0 mmol/L、LDL-C＞4.9 mmol/L 或 BP≥180/110 mmHg 者；② 无其他主要危险因素的家族性高胆固醇血症患者；③ 无靶器官损害但病程≥10 年或合并其他危险因素的糖尿病患者；④ 中度慢性肾病患者［eGFR 为 30～59 mL/（min·1.73 m^2）］；⑤ 5%≤10 年 SCORE＜10%，建议 LDL-C＜1.8 mmol/L（70 mg/dL）且降低 LDL-C≥50%。心血管危险分层为中危者：病程＜10 年，且无其他危险因素的年轻糖尿病患者（1 型糖尿病＜35 岁，2 型糖尿病＜50 岁）、1%≤10 年 SCORE＜5% 者，LDL-C＜2.6 mmol/L（100 mg/dL）。心血管危险分层为低危者：10 年 SCORE＜1% 者，LDL-C＜3.0 mmol/L（116 mg/dL）。但对于心力衰竭患者他汀类药物降脂目标不清楚，也未见指南谈及此问题。从实践中观察到多数心力衰竭患者血脂不高，处于正常状态。有人研究发现，心力衰竭患者 LDL-C 及 TC 水平较低者，其预后比 LDL-C 及 TC 正常者差，并发现体内有一定量的 LDL-C 可具有凝固和中和内毒素的作用。内毒素可激活多种炎性细胞因子参与心脏重构过程，加速心力衰竭进程。他汀类药物可减少 LDL-C 水平，不利于内毒素清除，因此在心力衰竭治疗过程中 LDL-C 及 TC 水平应当控制在多少才能应用他汀类药物治疗？应降至什么程度为最佳？这些问题的答案仍需大规模临床医学证据进一步明确。

（罗英饰　张　麟）

85. 钙增敏剂左西孟旦治疗心力衰竭的作用机制是什么？

左西孟旦为心力衰竭的治疗药物，由于该药物不是通过增加心肌细胞内的钙离子浓度来增加心肌收缩力，而是通过增加心肌细胞收缩蛋白对钙离子的敏感性来增加心肌收缩力，不需要提高心肌细胞内的钙离子浓度，因此该药不影响心率及心肌耗氧量，可明显改善心力衰竭，尤其是急性心力衰竭患者的血流动力学异常，明显改善患者预后。依我们经验，在心力衰竭患者中应用左西孟旦治疗效果较好，优于多巴酚丁胺治疗，能迅速改善心力衰竭患者临床症状。

（罗英饰　张　麟）

86. 曲美他嗪为何能用于心力衰竭治疗？

在正常情况下，心脏主要通过游离脂肪酸途径获取能量，该途径所产生的能量约占全部能量的 2/3，其余能量来自葡萄糖氧化和乳酸代谢。在缺血缺氧情况下，心肌细胞对轻中度缺血的反应是加速摄取葡萄糖以产生足够的 ATP，来维持离子梯度和钙稳态。重度缺血将较快导致心肌组织氧需求与冠状动脉血液供应之间的失衡，导致心肌功能代谢和心肌形态学的改变，可致心律失常，心电生理异常及心脏功能衰竭。在细胞水平，葡萄糖摄取减少，乳酸摄取增加，经心脏摄取的乳酸被转化为乳酸产物。同时，丙酮酸多数被转化为乳酸，可引起细胞酸中毒，因而游离脂肪酸代谢途径减慢，使 ATP 生成减少。上述代谢改变破坏了细胞稳态，并改变了细胞膜结构，最终导致细胞死亡。在此情况下，优化心肌能量代谢，促进心肌葡萄糖氧化，可大大增强心肌功能，保护心肌组织抵抗缺血再灌注损伤。曲美他嗪（万爽力）可通过保护心肌细胞在缺血缺氧情况下的能量代谢，直接抑制心肌脂肪酸氧化，阻止细胞内 ATP 水平的下降，从而保证离子泵的正常功能，维持细胞内环境的稳定。研究证明，曲美他嗪可以增加冠脉血流储备，有效缓解心肌缺血，具有保护心肌、防止缺血有关损伤的心肌保护作用。对缺血性心肌病患者，曲美他嗪还可以改善慢性心功能不全者的心功能。

（罗英饰　张　麟）

87. 急性心力衰竭时如何进行氧疗及通气支持?

以往对于急性心力衰竭氧疗治疗多主张以 4 L/min 的流量吸氧,如存在低氧血症则主张高浓度(6~8 L/min)吸氧。若患者咳粉红泡沫痰,当鼻导管给氧时在湿化瓶内加入 75% 乙醇;当面罩给氧时乙醇体积分数为 20%~30% 以消除泡沫样痰,以利改善通气。然而过去的这种氧疗方法最终导致患者处于高氧血症状态。

目前研究表明,高氧血症不但不增加患者冠状动脉血供,反而减少了冠状动脉血流,使心排血量减少,外周血管阻力增加,血压升高,可增加急性心力衰竭患者病死率。因此目前主张为了改善急性心力衰竭患者通气,保证组织最大供氧,防止终端脏器功能障碍和多脏器功能衰竭,应将血氧饱和度(SpO_2)维持于 95%~98% 范围内。如在气道通畅情况下增加氧气浓度(氧流量从 4 L/min 到 6 L/min 再到 8 L/min),出现呼吸窘迫者(呼吸频率 > 25 次/min,SpO_2 < 90%)应选择无创通气支持。临床无创通气支持常采用持续气道正压通气和双水平气道正压通气两种模式。如仍不能恢复急性心力衰竭所致低氧血症及伴呼吸肌疲劳,应采用有创机械通气,有创机械通气还可在 ST 段抬高型心肌梗死所致的肺水肿需早期干预时应用。对于无低氧血症的急性心力衰竭患者,宜采用低流量(4 L/min)给氧,不主张高流量给氧,否则严重影响患者临床预后。

(刘锡燕　许海峰)

88. 急性心力衰竭时吗啡的应用注意事项有哪些?

典型急性心力衰竭患者临床表现为呼吸频率快、呼吸困难、端坐呼吸、口唇发绀、大汗淋漓、心率快,可有第三或/及第四心音奔马律、双肺干湿性啰音、咳白色泡沫痰等,患者表现为极度恐慌,濒死感,如不及时救治,可危及患者生命,此时应用吗啡可收到极好的效果。由于吗啡有明显镇静作用,可抑制呼吸中枢,降低呼吸频率,并可扩张周围静脉,减少回心血量,降低过高的左室充盈压,还可扩张小动脉,降低心室的后负荷,降低血中儿茶酚胺水平,降低心室率,有助于急性心力衰竭肺水肿的迅速缓解。应用中应注意以下几点:① 宜用于严重急性心力衰竭早期阶段,尤其在患者焦虑不安,呼吸困难时；② 必须在建立静脉通路情况下才可使用吗啡，可静脉注射 3 mg/次，或 5 mg 皮下注射，半小时后可重复；③ 忌用于肺水肿晚期、休克、支气管痉挛及严重肺脏疾患者，也禁用于呼吸衰竭及昏迷的患者。

（刘锡燕　许海峰）

89. 急性心力衰竭时抗凝治疗的适应证有哪些？

急性心力衰竭时一般不主张应用抗凝剂。近年来我们较系统地观察了慢性心力衰竭失代偿期患者凝血系统的变化，发现凝血与纤溶系统变化不是十分明显，反之促炎症细胞因子与急性心力衰竭的关系较密切，说明急性心力衰竭的发生发展过程中除了神经内分泌系统的激活外，促炎症细胞因子参与并介导了急性心力衰竭的发生与发展的机制。急性心力衰竭的抗凝治疗仅在以下情况下考虑应用：① 急性心力衰竭伴急性冠状动脉综合征（acute coronary syndrome，ACS）时；② 急性心力衰竭伴心房颤动；③ 急性心力衰竭合并有风湿性心脏瓣膜病，伴或不伴心房颤动；④ 慢性心力衰竭失代偿期患者长期卧床伴感染者；⑤ 急性心力衰竭患者高度怀疑有静脉血栓栓塞征象，或经超声证实下肢静脉有深静脉血栓者；⑥ 急性心力衰竭合并肺栓塞；⑦ 急性心力衰竭合并癌症，癌症患者生活不可自理或需长期留置中心静脉导管给予高营养治疗者。我们主张在上述情况下应用抗凝治疗，可应用低分子肝素皮下注射治疗。应用过程中应密切监测凝血系统变化，对肝肾功能不全者，尤其肾功能不全者肌酐清除率 < 30 mL/min 时禁用低分子肝素，如必须应用，可采用普通肝素治疗。

（刘锡燕　许海峰）

90. 急性心力衰竭时应用血管扩张剂应注意的问题有哪些？

对于急性心力衰竭患者，血管扩张剂是首选治疗药物，可以有效扩张血管，增加心排血量、心脏排血指数，降低肺动脉楔压，明显改善急性心力衰竭患者症状。临床常用药物为硝酸甘油、硝普钠、乌拉地尔及人重组 B 型利钠肽，应用这些药物时最好应用微量泵静脉输入，可及时准确控制药物剂量，又能减少单位时间内进入体内液体量。应用血管扩张剂时由于血管扩张作用，易发生血压的降低，尤其是应用硝普钠及乌拉地尔过程中尤其要注意血压的监测，在血容量不足时，血压降低更明显，甚至可发生休克，因此在应用血管扩张剂时一定要注意血容量的问题。一般情况下我们主要应用硝酸甘油扩张血管，如急性心力衰竭患者血压较高，我们才应用硝普钠或乌拉地尔治疗，乌拉地尔多用于血压高伴肾功能不全者。硝酸甘油低剂量时可扩张静脉系统，使回心血量减少，降低前负荷；中等剂量时可扩张冠状动脉，当冠状动脉狭窄>90%时，硝酸甘油可扩张侧支血管，使缺血区血流增加，改善血流在侧支循环的分布，改善冠脉血流，从而改善冠心病心肌缺血。因此硝酸甘油无硝普钠对冠状动脉血流的"窃血效应"，适于缺血性心脏病伴急性心力衰竭的治疗，而硝普钠应慎用于急性冠脉综合征伴急性心力衰竭患者。硝酸甘油的起始剂量为 0.4 μg/（kg·min），根据临床情况及血压状态逐渐提高其剂量，最高可上调至 4 μg/（kg·min），一般我们用至 1~2 μg/（kg·min）即可达到临床治疗效果。硝酸甘油的主要缺点为较快发生耐药现象，但是这种耐药现象是可逆的，经短暂停药 24 小时，机体就能较快恢复对硝酸酯类药物的敏感性。为减少耐药现象发生，静脉给药一般情况下不宜连续静滴超过 48 小时，如病情允许可采用间歇给药法，即保证在 24 小时内血浆内无硝酸甘油药物浓度的时间达 8~12 小时，如病情不允许，可采用增加剂量方式，尽快控制症状，控制症状后尽快减少剂量，采用间歇给药方式维持其治疗。硝普钠应用可从 0.3 μg/（kg·min）开始，依血压及临床情况逐步滴定其剂量，最高剂量为 5 μg/（kg·min），肝肾功能不全者禁用，长期应用应注意其代谢产物氰化物和硫氰酸盐中毒。由于硝普钠见光易分解产生氰酸盐，故输液器需用不透光材料包裹使其避光。乌拉地尔可从 0.3 μg/（kg·min）开始应用，逐步依血压及临床情况增加剂量达 4 μg/（kg·min）。人重组 B 型利钠肽是一类新的肽类血管扩张剂，为一种内源性激素，可扩张静脉及动脉（包括冠状动脉），降低前、后负荷，利尿利钠，有效抑制交感神经系统及 RAAS，该药对于急性心衰患者安全，可明显改善患者血流动力学和呼吸困难的相关症状。

（刘锡燕　许海峰）

91. 急性心力衰竭时应用利尿剂应注意的问题有哪些？

急性心力衰竭时强效利尿剂（髓袢利尿剂）的应用对缓解症状起到十分关键的作用。利尿剂在短时间内可通过增加水、氯化钠和其他离子的排泄来增加尿量，使血浆量、细胞外液量及全身水钠减少，左右心室充盈压降低，降低肺毛细血管楔压，降低心脏前后负荷，减轻肺水肿。常用呋塞米静推 20~60 mg/次，或布美他尼 1~4 mg/次，或托拉塞米静推 20~80 mg/次。在应用中要注意以下问题：① 注意电解质紊乱发生，应用过程中要注意补充电解质，用药前后监测电解质，尤其是 K^+、Na^+、Cl^- 水平；② 注意血容量；③ 注意肾功能保护，在应用中要注意过度利尿会致血容量不足或低血压发生，由于心衰中老年人多见，脏器损害尤其是肾功能损害较为常见，所以肾功能保护是十分重要的。对于液体潴留明显的患者我们常采用静脉持续泵入袢利尿剂的方式，这对于原有肾功能受损患者保护肾功能是十分重要的，因连续静滴袢利尿剂可避免间断大量静脉注射用药出现的峰谷效应，使每小时排尿相对稳定，易于调整利尿剂剂量，可避免或减轻大剂量利尿剂带来的副作用，并可防止分次静脉注射时利尿剂游离间期的水钠潴留（利尿后钠潴留）。静滴呋塞米剂量为 5~30 mg/h，布美他尼 0.5~1 mg/h。为了更好地保护肾脏功能，可联合应用小剂量多巴胺，小剂量多巴胺可兴奋多巴胺受体，扩张肾小血管，使肾血流增加。我们对一些肾功能不全的急性心力衰竭患者应用静滴呋塞米的方法，取得了较好的效果，防止和延缓了肾功能不全的倾向，也大大减少了因间断大量呋塞米静脉应用后出现的耳鸣、头晕等副作用。

（刘锡燕　罗英饰）

92. 急性心力衰竭时洋地黄类和非洋地黄类正性肌力药物的应用注意事项有哪些？

洋地黄类药物可增加心肌收缩力，兴奋迷走神经，延缓房室结传导速度，使心率减慢，增加心排血量，降低左室舒张末压力，能在短时间内使急性心力衰竭肺水肿和外周水肿消退，故在急性心力衰竭患者血压正常或偏低，心率快时可静脉注射去乙酰毛花苷 0.2~0.4 mg/次，急性心力衰竭患者伴快速心房纤颤时可用 0.4 mg/次，总量 <1.2 mg/d。洋地黄禁用于急性心肌梗死急性期伴急性心力衰竭时，因为此时应用可致严重心律失常发生。一般情况下，由于非洋地黄类正性肌力药物具有增加心肌耗氧量，增加心肌钙负荷的作用，因此急性心力衰竭治疗中不宜选用这类药物治疗，除非急性心力衰竭患者发生低血压或休克时可应用多巴胺。对于急性心力衰竭伴心率慢者可考虑应用多巴酚丁胺治疗。我们应用钙离子增敏剂——左西孟旦治疗部分急性心力衰

竭取得较好效果，此类药物可促进收缩蛋白对 Ca^{2+} 敏感性增加而致正性肌力作用，不增加细胞内钙超载，促使平滑肌 K^+ 通道开放，产生外周血管扩张作用，不使心肌耗氧量增加，不发生心律失常，对治疗急性心力衰竭有效。

（刘锡燕　罗英饰）

93. 高血压左心室肥厚的治疗原则有哪些？

大量的临床研究表明，高血压左心室肥厚（LVH）经过规范化治疗是可以逆转的，异常的几何类型均可恢复正常，高血压 LVH 患者预后明显改善，心力衰竭、心肌缺血及心律失常等心血管事件可以明显降低达 50%～70%。干预的原则主要有：① 改变不良生活方式，如减肥、戒烟、低盐饮食、限酒、规律体育锻炼等；② 尽早降压治疗，降压是第一位，尤其对于伴有 LVH 的患者，积极有效降压可使心力衰竭发生率减少 50%～60%；③ 力求降压达标，这对逆转 LVH 尤其重要；④ 应对高血压进行危险分层，降压同时力求对一些心血管危险因素如高血糖、高血脂、肾功能不全、心肌缺血等进行积极控制；⑤ 高血压 LVH 治疗目的不仅仅是降压，更在于降低其心血管事件发生率及死亡率；⑥ 为了 24 小时稳定降压，最好选用一天一次，降压作用持续 24 小时，谷峰比值＞50% 的降压药物。

（陈　龙　罗英饰）

94. 常用降压药物逆转高血压左室肥厚的效果如何？

临床常用的五大类降压药物都有逆转高血压左心室肥厚（LVH）的作用，但由于它们逆转 LVH 的作用机理不一样，因而逆转 LVH 的效果也不一样。依逆转 LVH 效果好坏依次为血管紧张素Ⅱ受体拮抗剂（逆转 LVH 作用 13%），血管紧张素转换酶抑制剂（逆转 LVH 作用 12%），钙通道阻滞剂（逆转 LVH 作用 11%），利尿剂（逆转 LVH 作用 8%）及 β 受体阻滞剂（逆转 LVH 作用 6%）。

1. 血管紧张素Ⅱ受体拮抗剂（ARB）

一些临床试验证明，ARB 比血管紧张素转换酶抑制剂（ACEI）更有效逆转 LVH。ARB 能够在受体水平上阻断 AngⅡ 的作用，不论 AngⅡ 是来源于血管紧张素转换酶（ACE）途径或非 ACE 途径，从而全面阻止 AngⅡ 形成，起到保护器官结构和功能作用；可直接阻断 AngⅡ 致心肌细胞肥大和胶原增生作用，并降低血浆醛固酮水平，减轻醛固酮致心肌纤维化作用；可降低血压，改善血流动力学对心脏重构的影响；刺激 AT_2 受体抑制心肌肥大等作用逆转 LVH。

2. 血管紧张素转换酶抑制剂（ACEI）

通过阻断血管紧张素转换酶依赖的 Ang Ⅱ 形成来逆转 LVH，但逆转 LVH 作用较大程度依赖于减少缓激肽的降解来实现。另外 ACEI 还可通过减少细胞因子和生长因子的释放，抑制胶原形成和心肌细胞增殖，促进一氧化氮和前列腺素的释放来逆转 LVH。

3. 钙通道阻滞剂（CCB）

CCB 逆转高血压 LVH 是通过以下机制实现的：①通过扩张阻力血管，减轻心脏后负荷，减少心脏做功；②组织局部 Ang Ⅱ 的作用还依赖于细胞钙离子浓度，钙离子作为信使参与了细胞活动，已证明 CCB 可通过降低细胞内钙离子浓度达到阻滞 Ang Ⅱ 作用，使 LVH 逆转；③CCB 还可通过减轻血液黏稠度和红细胞聚集作用来缓解外周血管阻力。

4. 利尿剂

研究表明，醛固酮对心肌肥厚形成影响较大，在心肌重构中，醛固酮参与了心肌纤维化和心肌肥厚的发病过程，它既受 Ang Ⅱ 调节，又不依赖于 Ang Ⅱ 的调节，而且与本身的升压效应无关。临床常用的利尿剂——螺内酯可有效拮抗醛固酮作用，有效抑制心肌纤维化。一些研究也表明，临床常用的一些利尿剂，如吲达帕胺及氢氯噻嗪，同样具有逆转 LVH 的作用。

5. β 受体阻滞剂

β 受体阻滞剂可通过抑制交感神经系统的活性，抑制肾素的释放，减少 Ang Ⅱ 的形成，拮抗儿茶酚胺，从而降低血压，逆转 LVH。在高血压 LVH 治疗过程中，β 受体阻滞剂逆转 LVH 作用是所有降压剂中最弱的。

近年新研究的药物血管紧张素受体脑啡肽酶抑制剂（ARNI）沙库巴曲缬沙坦，具有独特的双重调节机制，抑制 RAAS 并调节利钠肽系统，可逆转 HFrEF 患者左室重构。在 2019 年 ESC 年会上公布的 PROVE-HF 研究证实了沙库巴曲缬沙坦能逆转心脏重构，改善临床结局，且治疗时间越长，效果越显著，NT-proBNP 的降低与心脏重构的逆转显著相关。此外，同年会议公布的 EVALUATE-HF 研究也证实与 ACEI 类药物依那普利相比，沙库巴曲缬沙坦能更好地逆转心脏重构，Meta 分析表明 HFrHF 患者使用 ARNI 治疗短期内（从起始到≥3个月）可能能够逆转心脏重构，获益可持续至12个月，并且疗效优于ACEI/ARB，同时可能使用时间越长，获益越大。

上述治疗高血压LVH的药物在应用过程中应个体化，因人而异，因病情而异地合理应用。

（陈　龙　罗英饰）

95. 房颤复律前后如何做抗凝治疗？

房颤复律过程中存在血栓栓塞风险，恰当抗凝治疗可以减少栓塞风险。房颤持续时间＜48小时的患者，不需要常规经食道超声心动图（transesophageal echocardiography，TEE）检查，预先抗凝可直接复律。复律后仍需要4周的抗凝，4周之后是否需要长期服用抗凝药物需要根据CHA_2DS_2-VASc风险评分决定，围复律期可以应用肝素或低分子肝素，或使用因子Xa，或直接凝血酶抑制剂抗凝。当房颤持续时间不明或≥48小时，心脏复律前抗凝治疗3周，复律后仍需要4周的抗凝，4周之后是否需要长期抗凝治疗需要根据CHA_2DS_2-VASc风险评分决定。需要早期复律时，经TEE排除左心房血栓后，可行即刻电复律。如果TEE检查证实有血栓，应再进行3~4周抗凝，之后经TEE复查确保血栓消失后行电复律。若仍存在血栓，不建议复律。对血流动力学不稳定，需紧急复律的房颤患者，不应因启动抗凝而延误复律时间。如无禁忌，应尽早应用肝素或低分子肝素或新型口服抗凝药（new oral anticoagulants，NOAC），同时进行复律治疗。而对于行射频消融术者，射频消融术后推荐华法林或NOAC抗凝治疗至少2个月，术后抗凝2个月后是否继续抗凝，取决于患者的卒中风险。

（宋　飞　施　诚）

96. 华法林临床应用要注意的问题有哪些？

华法林为目前临床上最常应用的香豆素类抗凝药物，其生物利用度好，半衰期为72小时，因此华法林真正起作用至少要三天，其起效和作用时间可以预测。临床上采用国际标准化比值（INR）来监测和调整华法林用药剂量。由于华法林的治疗窗较窄，治疗强度控制不好可致出血并发症发生或抗凝无效。所以华法林抗凝需维持INR于2.0~3.0之间，在此范围内既可以充分发挥其抗凝作用，又能避免出血并发症发生的危险。华法林初始剂量为 2~3 mg/d，初期服药 2~3 天监测一次 INR，依 INR 值调整其服用剂量，INR 稳定后可每月监测一次 INR，服用期间应密切观察患者出血征象及抗凝效果。由于华法林易受饮食及药物影响，尤其是富含维生素 K 的食物，如绿叶蔬菜中的菠菜、甘蓝、莴笋、大白菜等。下述药物与华法林合用可增强华法林抗凝作用：阿司匹林、肝素、甲硝唑、西咪替丁、非甾体抗炎药、广谱抗生素、右旋甲状腺素等。下述药物可减弱华法林抗凝效果：巴比妥类、卡马西平、维生素 K、抗癫痫药、口服避孕药、肾上腺皮质激素等。华法林治疗发生出血并发症多见于应用华法林头三个月内，多发生于下述情况：年龄≥75 岁，与阿司匹林和/或非甾体抗炎药合用，严重肝、肾功能不全者，胃肠出血史、贫血及脑血管病史者。对于并发出血者，轻者停药，重者可应用维生素 K 对抗。

（袁　园　罗英饰）

97. 心力衰竭伴房颤时洋地黄及 β 受体阻滞剂的临床应用注意事项有哪些？

洋地黄类药物对静息状态下的房室传导有抑制作用，对活动时的心室率无抑制作用，从而不能改善心力衰竭伴房颤患者的运动耐量，而 β 受体阻滞剂不仅对静息时心室率有抑制作用，而且对活动时心室率也有抑制作用，并可提高心力衰竭患者的活动能力及运动耐量。地高辛及 β 受体阻滞剂联合应用是心力衰竭伴房颤患者控制其心室率的最佳选择。如心力衰竭伴房颤合并有预激综合征（又称 WPW 综合征）时，应禁用静脉洋地黄治疗，因它可使房室结前传受到抑制，使心房激动经房室旁路前传加快，使心室率加快，诱发恶性心律失常（室性心动过速或/及心室颤动）发生，可危及患者生命，但口服 β 受体阻滞剂可预防其房颤发作。

（刘锡燕　罗英饰）

98. 心力衰竭伴房颤时的药物治疗原则有哪些？

研究表明，神经内分泌因子的过度激活是导致心力衰竭发生发展的核心机制，因此目前心力衰竭的药物治疗策略发生了根本性变化，从以往强心、利尿、扩张血管的治疗模式转变为以利尿剂、ACEI、β受体阻滞剂及醛固酮受体拮抗剂为主，辅以洋地黄制剂的综合治疗。事实证明采用了上述药物综合治疗后，有效抑制了神经内分泌的过度激活，延缓心室重塑，防止心室扩大，降低病死率，大大提高了心力衰竭患者生活质量。患者心功能得以控制后，心房心室内压力下降，部分心力衰竭合并房颤患者的房颤可自发转变为窦性心律或其心室率变得容易控制。因此有效合理地抗心力衰竭治疗，是使房颤易于治疗的基础和保证。心力衰竭合并房颤的药物治疗必须建立在有效合理抗心力衰竭治疗的基础上，而后再针对房颤治疗，主要包括转复成窦性心律或控制患者心室率，同时进行华法林抗凝治疗以减少血栓栓塞事件发生。

（刘锡燕　罗英饰）

99. 房颤治疗应节律控制还是室率控制？

心力衰竭合并房颤患者如能恢复正常窦性心律并能长期保持窦性心律，可恢复正常的心房收缩功能，恢复正常的房室传导和房室瓣功能，有助于改善心力衰竭患者心排血量、运动耐量、生活质量及存活率，并减少心动过速性心肌病的发生。心力衰竭合并房颤恢复窦性心律药物治疗主要措施是应用抗心律失常药物治疗，尽管Ⅰ类抗心律失常药物能有效转复房颤，如普鲁卡因胺、奎尼丁、普罗帕酮，但这类药物不宜用于冠心病、左心室肥厚及心功能不全者，此外奎尼丁可诱发致命性室性心动过速，增加病死率，目前已很少应用。而对于有冠心病、左心室肥厚及心功能不全的房颤患者，应使用Ⅲ类抗心律失常药物，可有效转复房颤，临床可应用胺碘酮或多非利特、伊布利特等。由于多非利特、伊布利特系进口产品，价格昂贵，目前临床主要应用胺碘酮行房颤转复。临床实践证明，当房颤转复为窦性心律后，长期用抗心律失常药物维持窦性心律，其房颤复发率较高。与非心力衰竭的房颤相比，心力衰竭伴房颤的转复和窦性心律维持较困难，而且在那些已转复和维持窦性心律的患者，仍可能有无症状的房颤发生，无症状房颤发生仍有使人发生脑卒中的危险。另外，抗心律失常药物的长期应用，也会带来药物的毒副作用，这些毒副作用反过来又可加剧心功能恶化。因此目前我们认识到，对老年人、心力衰竭合并房颤者，控制心室率应为一线治疗手段，而对于心力衰竭患者，如房颤为初发，应试图行节律控制。对于症状明显、药物治疗无效的阵发性房颤，导管消融可以作为一线治疗手段；病史较短、药物治疗无效且无明显器质性心脏病的症状性持续性房颤以及存在心衰和（或）LVEF减少的症状性房颤患者，也可行导管消融治疗。此外，外科迷宫手术也可用于维持窦性心律，且具有较高成功率。具有里程碑性质的5项心室率控制和节律控制的临床研究（PIAF、AFFIRM、RACE、PIAF Ⅱ、STAF）共入选5 175例患者，其结果为节律控制组在病死率、住院率、脑卒中发生率方面并不优于室率控制组，并认为可能是抗心律失常药物副作用抵消了节律控制所带来的益处。其中AFFIRM研究及RACE研究入选患者最多，为4 582例，研究结果为与节律控制相比，心室率控制更有利于降低死亡、中风及需再次住院的发生率，而且心室率控制组治疗更符合花费/效益分析。上述研究主要是基于抗心律失常药物控制节律的研究。其后，通过导管消融进行节律控制的研究显示房颤消融术能够改善房颤患者的生活质量，改善房颤合并心衰患者的心功能，改善LVEF。总的来说，目前研究表明对心衰患者进行心室率控制与节律控制预后相似，与心室率控制相比，节律控制并不能降低慢性心衰患者的病死率和发病率。

（刘锡燕　罗英饰）

100. 心力衰竭伴心房颤动的抗凝治疗应注意的问题有哪些？

房颤的主要并发症是血栓栓塞及心功能不全，房颤患者发生中风的风险是窦性心律者的5～6倍，当合并左心功能不全时，中风危险性增加1～2倍，故房颤为脑中风的独立危险因素。因此防止房颤所致的血栓栓塞事件是房颤尤其是心力衰竭伴房颤治疗的重要环节。华法林和NOAC均可有效预防房颤患者的卒中，对比较NOAC和华法林的4个主要随机对照研究（RE-LY，ROCKETAF，ARISTOTLE，ENGAGEAF）进行荟萃分析发现，NOAC（达比加群酯150 mg，2次/日；利伐沙班20 mg，1次/日；阿哌沙班5 mg，2次/日；艾多沙班60 mg，1次/日）与华法林相比可以明显减少卒中或全身性栓塞风险19%，其中出血性卒中风险降低51%，全因死亡率降低10%，颅内出血减少一半，但消化道出血略增加，NOAC在各亚组中预防卒中的疗效一致。对于华法林抗凝强度不稳定的房颤患者（TTR<66%），NOAC在保障有效性的同时，减少出血的作用更明显。低剂量NOAC（达比加群酯110 mg，2次/日；艾多沙班30 mg，1次/日）预防卒中和非中枢性血栓栓塞的有效性与华法林相似，出血性卒中和颅内出血的发生率明显减少。根据血栓栓塞危险因素评

估 CHA$_2$DS$_2$-VASc 评分≥2 的男性或≥3 的女性房颤患者应长期接受抗凝治疗（Ⅰ，A）；在抗凝药物选择时，如无 NOAC 的禁忌，可首选 NOAC，也可选用华法林抗凝（Ⅰ，A）；应用华法林抗凝时，应密切监测 INR，并尽可能使 INR 在 2~3 之间的时间（TTR）维持在较高水平（Ⅰ，A）；中度以上二尖瓣狭窄及机械瓣置换术后的房颤患者应选用华法林进行抗凝，INR 维持在 2~3 之间（Ⅰ，B）；不同类型房颤的抗凝治疗原则一样（Ⅰ，B）；应定期对房颤患者抗凝治疗的必要性进行评估（Ⅰ，C）。对所有行抗凝治疗的房颤患者，应进行出血危险因素评估（HAS-BLED 评分），识别和纠正可逆的出血危险因素（Ⅱa，B）；对于依从性比较好的 CHA$_2$DS$_2$-VASc 评分为 1 的男性和评分为 2 的女性房颤患者也应接受抗凝治疗（Ⅱa，B）。对于 CHA$_2$DS$_2$-VASc 评分为 0 的男性和评分为 1 的女性房颤患者，应避免应用抗凝或抗血小板药物预防卒中。

（刘锡燕　罗英饰）

101. 哪些慢性心功能不全患者要服用华法林抗凝？

根据目前公布的临床研究结果，国内外的大部分专家认为，并发房颤的心衰患者应该接受华法林抗凝，而对于窦性心律的心衰患者，仅有以下情况时方考虑华法林抗凝可能：左室收缩功能减低非常严重，既往有血栓事件史，伴随发生增高血栓事件风险的其他疾病（如淀粉样变），存在心室血栓的患者。在服用华法林过程中应当严密监测国际化标准比值（INR），目标值应控制在 2~3 之间，过低抗凝效果不好，过高容易发生出血并发症。

（刘锡燕　罗英饰）

102. 红细胞生成素治疗贫血应注意的问题有哪些？

国内外学者应用红细胞生成素（erythropoietin，EPO）治疗心力衰竭合并贫血，尤其伴肾功能不全者效果十分满意。事实证明，EPO 对心力衰竭合并贫血患者可显著提高 Hb 水平，增加患者血液携氧能力，显著改善心力衰竭患者 LVEF，并可直接改善心力衰竭患者骨骼肌功能，从而改善心力衰竭患者临床预后。值得注意的是，在应用 EPO 过程中铁剂的补充是十分重要的，因本来患者就缺乏铁，应用 EPO 时，红细胞造血需动用储备铁，使铁的需求量大大增加,出现铁的绝对不足,此时如不及时补充铁剂,会大大影响 EPO 的作用。要达到提升 Hb 水平的目的,短期应用 EPO 是不够的。依我们应用 EPO 体会,对于心力衰竭合并贫血患者应每周应用 EPO 2 次,每次 4 000~5 000 U,至少应用 3 个月才可见效果,如患者同时存在肾功能不全,EPO 应用时间更应延长。在应用 EPO 过程中还需注意以下情况:① EPO 长期应用,部分患者可发生高钾血症,尤其在合并应用保钾利尿剂及 ACEI 时,更应密切监测血钾水平;② EPO 长期应用,部分患者可致血压升高,所以应监测血压情况,尤其是原有高血压患者,血压水平的监测更为必要;③ 长期应用 EPO 可使红细胞数量增加,红细胞聚集力增加,可致血栓形成,因此要密切监测血栓征象,并主张心力衰竭患者心功能一旦好转,鼓励患者多活动,这对减少血栓形成,改善心功能是十分重要的。

(许海峰　张　麟)

103. 应如何治疗心力衰竭合并贫血?

以往对心力衰竭合并贫血的治疗不是十分重视,尤其对于心力衰竭合并轻度贫血患者,往往认为这类患者是由于醛固酮的增加,抗利尿激素的分泌亢进致心力衰竭患者稀释性贫血,多不主张针对贫血治疗,而应针对心力衰竭治疗。近年有人研究认为,对于心力衰竭合并稀释性贫血,其预后比真性贫血要差,这种超容量负荷与贫血程度互为因果,故对这类患者必须重视并加以治疗,否则会影响预后。近些年来研究还发现,不论合并或不合并肾功能不全,对于中重度心力衰竭合并轻度贫血患者,及时纠正合并的贫血是十分有益处的。

在心力衰竭合并贫血的诊疗过程中,我们认为应首先明确贫血的原因,并做一些必要的实验室及其他相关检查。要搞清楚患者贫血的性质是缺铁性还是营养不良性,有无慢性失血原因等,并按其不同原因行相应治疗。值得指出的是,以往对于贫血的治疗,仅注意给予铁剂或叶酸、维生素 B_{12} 等制剂治疗,其收效甚微。目前认识到对于这类患者仅注意补充铁剂或叶酸、维生素 B_{12} 制剂是远远不够的,要纠正贫血除应用上述制剂外,还应应用 EPO,这样可明显纠正贫血,改善心力衰竭预后。EPO 经重组 DNA 技术产生,为 165 个氨基酸组成的糖蛋白,可与红系祖细胞的表面受体结合,刺激红系祖细胞的分化;它可促使红细胞自骨髓向血液中释放,进而转化为成熟红细胞;

EPO 还可以稳定红细胞膜，提高红细胞膜抗氧化酶的能力。

（许海峰　张　麟）

104. 甲亢心应如何治疗？

甲亢心根本病因是甲亢，治疗应以控制甲亢症状为基本措施，其治疗手段为抗甲状腺药物治疗、放射性同位素治疗及手术治疗，治疗中还应注意控制心力衰竭及逆转甲亢心的心肌病变。甲亢心伴快速性心律失常，如房颤、房扑，在甲亢治疗前，不可行复律治疗，否则心律失常治疗无效或短期复发。需应用β受体阻滞剂、快速洋地黄制剂纠正其过快心室率，等甲状腺功能恢复至正常后，房颤或房扑可自行转为窦性心律，如未转为窦性心律，可行复律治疗。甲亢心伴心力衰竭治疗与一般心力衰竭治疗相同，主要应用利尿剂、血管紧张素转换酶抑制剂、β受体阻滞剂，强心剂的应用要慎重，因为甲亢心患者对洋地黄较为敏感，易发生洋地黄中毒，因此洋地黄制剂的种类及剂量选择十分重要。我们主张在心衰急性期选用去乙酰毛花苷治疗，稳定后小剂量地高辛加β受体阻滞剂治疗，以达到强心及降低患者心室率的作用。

（陈　龙　施　诚）

105. 甲亢心常用抗甲状腺药物治疗的利与弊有哪些？

抗甲状腺药物治疗为目前临床上治疗甲亢的常用方法，其优点为：① 疗效较肯定，可获得40%～60%的治愈率；② 较少致永久性甲减；③ 方便、经济，使用较安全；④ 尤其适用于青少年和儿童，或在放射性碘治疗及手术前，短暂用于降低患者血中甲状腺激素水平；⑤ 可作为病情重，病程短，甲状腺较小的患者用药。其缺点是：① 病程长，一般需1～2年或更长；② 停药后复发率较高，复发多发生于停药后第一年；③ 极少数可发生粒细胞减少症或严重肝脏损害。

（陈　龙　施　诚）

106. 甲亢心常用抗甲状腺激素药物的特点有哪些？

甲亢心常用抗甲状腺激素药物为丙硫氧嘧啶、甲巯咪唑（他巴唑）及卡比马唑（甲亢平）。甲亢平是他巴唑的衍生物，于体内逐渐水解，游离出他巴唑而发挥其作用，作用开始缓慢，维持时间较长，因此甲亢危象时禁用。这些抗甲状腺激素药物不影响碘吸收，也不影响已合成的甲状腺激素的释放，不直接对抗甲状腺激素，当已合成的甲状腺激素耗竭后才发挥其作用，因此起效缓慢，一般于用药 2~3 周或更长时间后症状才得以改善。丙硫氧嘧啶还能抑制外周组织中 T_4 向 T_3 的转化，因此适用于严重甲状腺毒症者，可迅速将 T_3 水平降低 20%~30%。妊娠期及孕期甲亢治疗宜选用丙硫氧嘧啶，应用剂量不宜太大，禁用甲巯咪唑，因甲巯咪唑可致胎儿畸形，也可致胎儿甲状腺肿大及甲状腺功能减退。丙硫氧嘧啶初始剂量 300~400 mg/d，分 3~4 次服用；甲巯咪唑 30~40 mg/d，每天一次或分三次服用。一般儿童与成人服用方法相同，但剂量应按丙硫氧嘧啶 4 mg/（kg·d），甲巯咪唑 0.4 mg/（kg·d）计算。一般服药 6~8 周症状缓解，T_4 水平恢复正常可逐渐减量，以每月递减 1/3 药物剂量为宜，直至减到丙硫氧嘧啶 50~150 mg/d，甲巯咪唑 5~15 mg/d 作为维持剂量，维持 1.5~2 年。治疗中如症状缓解但甲状腺肿或突眼恶化，抗甲状腺药物可酌情减量，加用左甲状腺素（L-T_4）治疗。服用甲巯咪唑时多采用一次顿服，甲巯咪唑顿服方法比分次服用法好，其优点在于依从性好，可缩短甲状腺功能亢进症治疗疗程，缩短甲状腺功能亢进症症状恢复正常所需时间。

（陈　龙　施　诚）

107. 心脏再同步化治疗手段治疗慢性心力衰竭的机制是什么？

1. 依心脏起搏原理

心脏再同步化治疗（cardiac resynchronization therapy，CRT）是利用心脏起搏原理，采用心房同步双心室起搏装置，通过优化起搏器的房室延迟来纠正心房、心室传导障碍，减轻左束支传导阻滞或室内传导阻滞造成的左右心室收缩不同步引起的心脏电-机械收缩不协调及左心室内的电-机械收缩不协调，减轻室间隔运动障碍和二尖瓣返流，从而恢复房室、室内的正常传导及收缩顺序，使心脏房室收缩同步化，恢复舒张期正常房室顺序，延迟舒张期心室充盈时间，增加心排血量。由于冠状静脉窦分支放置起搏电极刺激左心室、左后乳头肌，恢复室间隔与左心室壁的同步收缩功能，减少收缩期前二尖瓣返流。

2. 拮抗神经内分泌过度激活、逆转左室重塑

近些年来研究表明，心力衰竭发生发展的病理基础是心脏重塑，而神经内分泌过度激活是致心脏重塑的根本原因，因此拮抗和抑制神经内分泌过度激活是当前治疗慢性心力衰竭的主要方法。BNP 是神经内分泌激素之一，在心力衰竭时由于心室扩张，心室壁张力增高和心肌细胞坏死、凋亡致血浆 BNP 浓度升高，BNP 可通过激活微粒体鸟苷酸环化酶致血管扩张，产生抑制肾素、利钠及抑制生长作用，从而加重心力衰竭。研究表明 CRT 可调节 BNP 及交感神经活动，使血浆 BNP 浓度降低，抑制交感神经活动。许多临床研究表明 CRT 可逆转左室重塑，MIRACLE 研究是其中较突出的证明 CRT 可明显逆转左室重塑的研究。MIRACLE 研究是在美国及加拿大进行的多中心 CRT 治疗心力衰竭随机临床研究，入选 453 例Ⅲ级及Ⅳ级慢性心力衰竭患者，LVEF≤35%，左室舒张末内径≥55 mm，QRS 时限≥130 ms，6 分钟步行距离≤450 m。在 CRT 治疗前、治疗 3 个月及治疗 6 个月分别用彩色多普勒超声心动图检查，其结果与对照组比较，CRT 治疗组患者的 6 分钟步行距离、生活质量评分、NYHA 心功能分级明显改善（$P=0.005$，$P=0.001$，$P<0.001$），并且其疗效在 CRT 治疗 1 个月时就表现出来，此种改善与基础心脏病类型及 QRS 时限无关。此外 CRT 组患者左室舒张末内径、左心室容积均缩小（$P<0.001$，$P<0.01$），二尖瓣返流减少（$P<0.001$），QRS 时限减少（$P<0.001$），LVEF 增加（$P<0.001$），临床症状改善（$P<0.001$），此试验有力证明 CRT 可改善心衰患者心功能，逆转心室重塑。

（刘锡燕　罗英饰）

108. 慢性心力衰竭时心脏再同步化治疗的适应证、禁忌证及并发症有哪些？

1. 适应证

根据《2018 中国心力衰竭诊断和治疗指南》，心衰患者在药物优化治疗至少 3 个月后仍存在下列情况应进行 CRT 治疗，以改善症状及降低病死率：

① 窦性心律，QRS 时限≥150 ms，左束支传导阻滞，LVEF≤35% 的症状性心衰患者（Ⅰ，A）；

② 窦性心律，QRS 时限≥150 ms，非左束支传导阻滞，LVEF≤35% 的症状性心衰患者（Ⅱa，B）；

③ 窦性心律，QRS 时限在 130~149 ms，左束支传导阻滞，LVEF≤35% 的症状性心衰患者（Ⅰ，B）；

④ 窦性心律，QRS 时限在 130~149 ms，非左束支传导阻滞，LVEF≤35% 的症状性心衰患者（Ⅱb，B）；

⑤ 需要高比例（>40%）心室起搏的 HFrEF 患者（Ⅰ，A）；

⑥ 对于 QRS 时限≥130 ms，LVEF≤35% 的房颤患者，如果心室率难以控制，为确保双心室起搏可行房室结消融（Ⅱa，B）；

⑦ 已植入起搏器或 ICD 的 HFrEF 患者，心功能恶化伴高比例右心室起搏，可考虑升级到 CRT（Ⅱb，B）。

2. 禁忌证

中度肺动脉高压以及难治性右心功能衰竭为 CRT 的禁忌证。

3. 并发症

① 急性或延迟的左室电极移位；

② 气胸、血性心包；

③ 引起右束支传导阻滞或三度房室传导阻滞；

④ 冠脉静脉窦近端或远端穿孔，局部夹层；

⑤ 膈神经刺激征或感染。

（刘锡燕　罗英饰）

109. 心力衰竭伴中枢睡眠呼吸暂停综合征患者的最有效治疗方法是什么？

业已证明，无创性通气氧疗方法是治疗心力衰竭伴 CSR-CSA 最有效方法，通常选择持续正压通气（CPAP）和双水平正压通气（BiPAP），不仅可以使 CSR-CSA 发生显著减少，降低 AHI，改善睡眠，还可通过减少回心血量，降低交感神经活性来改善心功能，改善心力衰竭患者生活质量及提高存活率。下述情况不宜用无创性正压通气：存在严重循环血容量不足伴休克；昏迷伴意识障碍者；肺大疱者及呼吸道分泌物较多者；咳嗽无力等。

（刘锡燕　李团叶）

110. 持续正压通气模式在心衰伴中枢睡眠呼吸暂停综合征中的治疗作用机制有哪些？有何缺点？

持续正压通气（CPAP）模式通过开放气道，扩张肺泡，增加功能残气量，改善肺顺应性及通气/血流比值。CPAP 不仅应用于心力衰竭伴 OSA 患者，也适用于心力衰竭伴 CSR-CSA 患者，其治疗作用机制为：① 增加胸腔内压力，使胸腔内负压降低，减少静脉回心血量，降低心脏前负荷，降低右室充盈压，增加左室顺应性，有利于左心室充盈；降低左室的跨壁压力，降低左室后负荷，增加心肌收缩力，增加心排血量；② 改善氧合状态，减少呼吸暂停及低通气次数，减少睡眠时的潮气量，增加睡眠中的 $PaCO_2$，使 SaO_2 提高，还可使分钟通气量增加，降低 AHI；③ 改善呼吸肌负荷，改善肺顺应性，降低肺动脉压力及肺毛细血管压力，消除或减轻呼吸困难症状；④ 减少睡眠中觉醒次数，使交感神经系统兴奋性降低，减少儿茶酚胺类激素的分泌，降低夜间血压波动，减少心律失常尤其是恶性心律失常发生；⑤ 能形成一气压层，可防止睡眠中上气道塌陷，降低右室负荷，提高 SpO_2，改善睡眠结构。

在应用过程中，CPAP 有如下缺点：① 不能模拟自然呼吸状态，同步性差，使不少患者感到不舒适，以至于不能耐受；② 影响循环，少数人可并发低血压及心排血量下降。这种情况多数因所设定的 CPAP 压力值过高所致。一般初始设定的 CPAP 压力值要小，逐渐加压，直至压力达到 10~12 cmH_2O 为宜。

（刘锡燕　李团叶）

111. 双水平正压通气模式治疗心衰伴中枢睡眠呼吸暂停综合征的优点有哪些？

双水平正压通气（BiPAP）为一种可在吸气相和呼气相分别对吸气压力和吸气时间、呼气压力和呼气时间进行调节的双水平通气模式。其优点包括：① 不仅具备 CPAP 的各项优点，而且可提供吸气支持；② 可通过呼吸暂停期间的通气支持，减弱 $PaCO_2$ 及 SpO_2 的波动，阻止 $PaCO_2$ 在呼吸暂停阈值水平上下波动；③ 可模拟自然呼吸生理状态，具有较好同步性，适用于 CPAP 无反应或不可耐受者；④ 对循环系统影响小，不会影响血压。由于具有上述优势,故目前提倡 BiPAP 作为心力衰竭合并 CSR-CSA 患者的首选治疗模式。

(刘锡燕　李团叶)

112. 什么是心肌血运重建术？

随着科技进步及对冠心病急性心肌梗死诊治水平的提高,在急性心肌梗死(AMI)急性期溶栓术应用及对"罪犯血管"的血运重建术的及时开展,使 AMI 急性期病死率下降至 5% 左右,但随之而来的心力衰竭发生率却上升了。在我国约 1/2 以上的 AMI 患者未能得到及时有效治疗,致心梗后心功能不全发生和发展。尽管心梗后心功能不全能得到有效合理的药物治疗,但对部分患者来讲,仍难以阻止其心功能的进行性恶化。对于那些仍存在心绞痛或心肌核素等检查证实有可逆转的缺血心肌的心力衰竭患者,心肌血运重建术可有效减轻心力衰竭症状和改善预后。目前临床常用心肌血运重建术方法如下：

(1) 经皮冠状动脉介入术(PCI)：此项技术是采用经股动脉或桡动脉穿刺方法,将球囊导管沿动脉插入冠状动脉狭窄部位,凭借球囊扩张力使冠状动脉支架置入狭窄部位,使狭窄的冠状动脉管腔扩大,从而改善冠状动脉血供。

(2) 冠状动脉旁路移植术(CABG)：此项技术是将冠心病患者的大隐静脉(或乳内动脉、桡动脉)取下一段,分别在升主动脉和其冠状动脉病变远端进行吻合,使病变远端心肌恢复血液供应。

(3) 激光心肌血运重建术(TMLR)：此项技术为经股动脉穿刺方法将一根特制的、顶端有激光装置的导管送入心脏,从心内膜向心外膜行激光打孔,使血液沿孔穴进入心肌内,随着时间的推移,孔穴间形成毛细血管网以改善心肌血供。其适应证为,对于严重糖尿病患者,不能做 CABG 或 PCI 者；或冠状动脉弥漫性病变,远端冠状血管纤细,不适合 CABG 术者；或多次行 CABG 术不能再接受该手术者,可行 TMLR 以改善心肌微循环。

(宋　飞　许海峰)

113. 心脏瓣膜性疾病的药物治疗效果如何？

风湿性、缺血性或老年退行性改变引起心脏瓣膜病,不论是瓣膜狭窄还是瓣膜关闭不全所致的慢性心力衰竭，由于瓣膜本身机械性损害，任何药物治疗均不可使瓣膜机械性损害逆转，尤其是对于有临床心衰症状的患者，对这些患者唯一可行的治疗是瓣膜成形术或置换术。对于单纯肺动脉瓣狭窄及单纯二尖瓣狭窄患者，经皮瓣膜成形术是一种有效治疗方法，如合并有关闭不全，瓣膜置换术是一行之有效的治疗方法。而对于单纯主动脉瓣狭窄伴晕厥、心绞痛者，尤其有主动脉瓣钙化者，不宜做经皮瓣膜成形术而应行主动脉瓣置换术。

（冯　双　许海峰）

114. 经皮穿刺二尖瓣球囊成形术的适应证和禁忌证有哪些？

1. 适应证

① 瓣口面积 $0.5\sim1.5\ cm^2$，瓣膜活动度好，瓣下结构病变轻（如 Wilkins 超声评分 <8 分）；② 窦性心律，单纯二尖瓣狭窄，不合并关闭不全及其他瓣膜病、需手术解决的心脏疾病等；③ 年龄在 50 岁以下的中、青年；④ 心功能 Ⅱ～Ⅲ 级（NYHA 分级）。

2. 相对适应证

① 二尖瓣瓣叶及瓣下结构病变略重，Wilkins 超声评分 >8 分，或透视下瓣膜有轻度钙化者；② 外科二尖瓣闭式分离术后再狭窄，或 PBMV 术后再狭窄者；③ 合并轻中度二尖瓣关闭不全者；④ 房颤患者及高龄患者；⑤ 合并仅限左房耳部机化血栓的患者；或无左房血栓，但有体循环栓塞史的患者；⑥ 二尖瓣狭窄合并妊娠的患者；⑦ 二尖瓣合并急性肺水肿的患者；⑧ 有其他原因不适合外科手术的二尖瓣狭窄患者，如胸廓脊柱畸形等；⑨ 合并有其他可介入治疗的疾患的二尖瓣狭窄患者，如合并房间隔缺损、肺动静脉瘘、动脉导管未闭等。

3. 禁忌证

① 有风湿活动的患者；② 左房内有新鲜血栓或半年内有体循环栓塞史者；③ 瓣膜及瓣下条件极差，二尖瓣有明显钙化，Wilkins 超声评分 12 分以上；④ 合并中度以上的二尖瓣关闭不全及主动脉瓣病变；⑤ 有未控制的感染性心内膜炎及合并其他部位感染者。

（冯　双　许海峰）

115. 二尖瓣关闭不全的内外科治疗有哪些?

1. 内科治疗

内科治疗包括所有用于治疗心功能不全的措施,主要是降低心脏后负荷,减少心脏射血阻力,进而减少反流入左房内的血液容量。

药物治疗主要包括 ACEI、利尿剂、洋地黄制剂。严重二尖瓣关闭不全应限制体力活动,减少水钠摄入,应用利尿剂增加水钠排泄。ACEI 可减少二尖瓣关闭不全并使左室腔减小,特别是在有症状或左室增大的患者,该作用表现得更明显,但要注意使用 ACEI 降低后负荷可能掩盖了左室功能不全。静脉应用硝酸酯类药物可减少后负荷,减少返流,有助于稳定患者病情。洋地黄制剂可以增加心排血量。

2. 外科治疗

二尖瓣手术的强适应证:① 有症状的急性严重二尖瓣反流患者;② 慢性严重二尖瓣反流和心功能 NYHA 分级Ⅱ、Ⅲ或Ⅳ级,没有严重的左心室功能不全(严重左心室功能不全定义为射血分数 < 30%)和/或收缩期末期内径 > 55 mm 的患者;③ 没有症状的慢性严重二尖瓣反流,轻、中度左心室功能不全,射血分数 30%～60% 和(或)收缩期末期内径≥40 mm 的患者。手术方法多采用二尖瓣修复术和二尖瓣置换术。需要外科手术的大多数严重慢性二尖瓣反流患者,建议进行二尖瓣修复术而不是二尖瓣置换术,患者应当到有二尖瓣修复术经验的外科中心手术。如超声心动图提示重度反流而 LVEF < 30%,则通常应药物治疗,因为手术死亡率较高,此类患者预后不佳。

(冯 双 许海峰)

116. 终末期心力衰竭最根本、最有效的治疗方法是什么?

终末期心力衰竭由于存活心肌数量太少,药物及介入或外科治疗方法的应用仍不能改善终末期心功能,因此心脏移植术是治疗终末期心力衰竭最根本、最有效的治疗方法。自 1967 年 12 月南非的 Barnard 医师首次进行了心脏移植术以来,此项技术曾一度因排异反应及感染等原因致多数心脏移植患者死亡。由于环孢素的问世及外科技术的改进,此项技术得以成熟,使心脏移植患者 1 年、5 年和 10 年的生存率分别达到 85%、70% 和 60%,并且 90% 的受体心功能保持在NYHA I级水平。心脏移植术适用于下述患者：① 药物及介入或外科治疗等非药物治疗手段无效的终末期心力衰竭患者；② 肺动脉压力≤60 mmHg；③ 肝肾等重要脏器功能正常或可逆；④ 患者精神状态稳定。

（冯 双 许海峰）

117. 心脏病患者在家发生心力衰竭时怎么办？

一般来讲，心脏病患者在家里接受治疗的时间比在医院长，大部分患者先在医院门诊或住院治疗的目的是稳定病情，缓解心力衰竭症状，改善心功能状态。由医生全面检查后视患者的不同情况而制订出较为合理的治疗方案，紧急情况时需住院治疗，待病情稳定后，通常是回家继续维持用药，以利于心功能的恢复和维持。但是，回家的患者相对于住院患者来说存在许多对治疗不利的因素，如生活起居不如医院规律，在与家人、朋友等的接触中也可能产生情绪波动，病情变化不能及时发现等。所以来医院急诊的患者，常常是在家发生急性心力衰竭或慢性心衰急性失代偿的患者。心脏病患者在家发生心力衰竭时应注意以下几点：

（1）家人或亲戚朋友不能太紧张，稳定患者的情绪非常重要，因为患者情绪紧张可以加重心衰的程度，不利于缓解症状。病情加重立即电话拨打120呼救。

（2）适当服用镇静剂，有利于心肌耗氧量的减少。

（3）吸氧。心脏病患者有条件时都应在家准备简便的氧气装置，如氧气袋、小型氧气筒等。心力衰竭时吸氧可减少心肌氧耗量，对缓解心力衰竭有帮助。

（4）患者应取坐位或者半坐位，以减少回心血量，减轻心脏负担。

（5）可以舌下含化硝酸异山梨酯（消心痛）或硝酸甘油，如果没有明显的血压下降，可隔10～15分钟再含一片。这样能够减少回心血量，减轻心脏负担，有利于缓解症状。

（6）在家发生心力衰竭应即刻送医院就诊，在运送途中应尽量避免颠簸，有条件时应随时测患者的血压、脉搏等。到医院后应将在家所采取的措施、服用的药物等向医生讲清楚，以利于医生综合考虑，分析病情，采取最佳治疗方案。

（罗英饰 张 麟）

118. 心脏病心衰病人的生活起居应注意些什么？

心脏病心力衰竭的患者都应在日常生活中尽量保持自身乐观向上的情绪、生活起居的规律、饮食结构的合理。我们建议应尽量做到以下几条：

（1）在尽可能的情况下，定一个适宜的作息时间，养成每日监测体重的习惯，戒烟，少饮酒或不饮酒。

（2）在保证足够睡眠的基础上，按时起床、按时睡觉、按时服药及进食，记录每日液体出入量。

（3）力求保持个人心态稳定，既不被疾病所压倒，也不轻视疾病的治疗。

（4）定期到医院看医生，做有关检查，在医生的指导下，随时调整有利于心功能的治疗措施。另外，还建议在有条件的情况下，最好相对固定一个了解病情的医生，同时也是值得信任的医生，进行长时间的随诊或随访，这样对心功能的改善、病情的恢复会更有益处。

（5）饮食以清淡为主，多吃蔬菜和水果，少吃油腻食品。进食含有丰富蛋白质、维生素、纤维素的低盐普食。保持大小便通畅。

（6）避免引起心衰发作的诱因，如感染、情绪激动、过劳、中断药物治疗等，要充分认识这些诱因，并认真对待，这样可大大降低心衰的复发率及病死率。

（7）在体力容许的情况下，可做一些轻体力活动，如散步、聊天、打太极拳等，以不引起症状加重为原则。

（8）关于心脏病患者能否过性生活，这要因人而异。体力活动后没有明显心慌、气短，而且性生活后也不出现心慌、气短等症状的病人可有适当的性生活。

（罗英饰　张　麟）

附录

本书按照国际通用方式，标示了应用推荐级别（表1）和证据水平分级（表2）。

表1 推荐级别

推荐级别	定义	建议使用措辞
Ⅰ类	已证实和（或）一致公认某诊疗措施有益、有用和有效	推荐/建议
Ⅱ类	某诊疗措施的有用性和（或）有效性的证据尚有矛盾和（或）存在不同观点	
Ⅱa类	有关证据和（或）观点倾向于有用和（或）有效	应当被考虑
Ⅱb类	有关证据和（或）观点尚不能充分证明有用和（或）有效	可能被考虑
Ⅲ类	已证实和（或）一致公认某种治疗或操作无用和（或）无效，并在有些病例可能有害	不推荐

表2 证据水平分级

证据水平	分级依据
A	资料来源于多个随机临床试验或荟萃分析
B	资料来源于单个随机临床试验或大型非随机对照研究
C	专家共识和（或）小规模试验、回顾性研究、注册研究